MÉMOIRE

SUR LES

FIÈVRES TYPHOÏDES.

NANCY, IMPRIMERIE DE VEUVE RAYBOIS ET COMP.

MÉMOIRE

SUR LES

FIÈVRES TYPHOÏDES

PÉRIODIQUEMENT DÉVELOPPÉES PAR LES ÉMANATIONS

DE L'ÉTANG DE LINDRE-BASSE,

PAR E.-A. ANCELON,

Docteur en Médecine,
Membre correspondant de la Société de Médecine de Nancy,
de la Société royale de Médecine de Marseille, etc.

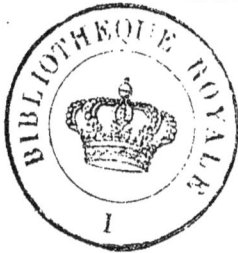

Principiis obsta.....

NANCY,

GRIMBLOT ET VEUVE RAYBOIS, IMPRIMEURS-LIBRAIRES,
Place Stanislas, 7, et rue Saint-Dizier, 125.

1847.

MÉMOIRE

SUR LES

FIÈVRES TYPHOÏDES

PÉRIODIQUEMENT DÉVELOPPÉES PAR LES ÉMANATIONS

DE L'ÉTANG DE LINDRE-BASSE.

(*Lu à l'Académie des Sciences, le 15 mars 1847*)

CHAPITRE I.

HISTORIQUE ET SYNONYMIE.

§ I.

Est-il besoin, pour tracer l'historique de la fièvre typhoïde, d'exhumer des lambeaux arrachés aux ouvrages écrits, depuis deux mille ans, sur les pyrexies de toutes espèces ? C'est, nous le savons, la méthode ordinaire des nosographes ; ils empruntent, à chaque siècle, un mot, un membre de phrase, bien obscur, bien controversé par les commentateurs, dans le but d'établir, selon les besoins de leurs théories humorales, solidistes, ou autres, la nature tantôt inflammatoire, tantôt bilieuse, pituiteuse ou putride d'un état pathologique donné. On peut ainsi faire étalage d'une facile érudition ; mais qu'a donc à gagner la pratique médicale à ce travail dangereux et stérile ? La machine humaine n'est point, que nous sachions, douée de la souplesse des mots d'une langue morte, comme le grec ou le latin, et la raison commande de rechercher ailleurs les éléments nécessaires à la solution du problème.

Ainsi, loin de nous la futile préoccupation, tendant à concilier les théories disparates, qui, sur les fièvres graves, se sont succédées depuis Hippocrate jusqu'à nos jours. Bien convaincu que les idées de chaque période de l'histoire médicale reposent sur des bases tout autres que l'anatomie pathologique, création des temps modernes, nous nous mettrons peu en peine de savoir si, dans quelque coin bien inintelligible des Prénotions coaques, par exemple, nous pourrions découvrir une expression assez élastique, assez complaisante pour faire dire à Hippocrate, en faveur de telle ou telle théorie, ce que évidemment il n'a jamais dû imaginer.

Peut-être arriverons-nous à de plus heureux résultats en sondant davantage le mystère des plus larges constitutions médicales ; elles seules justifieront, sans doute, les opinions surannées, éteintes, des auteurs qu'il n'est utile ni de torturer, ni de trier pour les approprier à notre sujet.

Cherchons, pour appuyer ces réflexions préliminaires, des enseignements dans les ruines d'un système qui s'écroula avec la constitution qui le fit éclore.

Quand parut le *procédé curatif*, dit méthode physiologique, ce fut, de toutes parts, on s'en souvient, un épouvantable *tollé*, tant les idées nouvelles froissaient les anciennes doctrines. Il semblait que des profanes venaient de porter la main sur l'arche sainte, que la religion d'Hippocrate, remuée jusque dans ses fondements, allait succomber sous les coups des novateurs. Le scandale fut grand, car il y eut de hautes et nombreuses abjurations : toute la jeunesse, espoir du corps médical, séduite par la simplicité des théories, par la rude éloquence du professeur du Val-de-Grâce, donna, tête baissée, dans ce que l'on appela le physiologisme. Il y eut, de part et d'autre, des attaques, des champions et d'impitoyables détracteurs. Cependant, il faut bien l'avouer, quoique l'on n'ait pu ébranler Hippocrate sur son large piédestal, la médecine antiphlogistique, issue, sans s'en douter peut-être, de la *constitution inflammatoire de l'époque*, eut pleinement raison, pendant vingt ans, et nous vivons encore aujourd'hui des débris qui lui appartiennent et qui ne nous semblent point destinés à mourir dans l'oubli. Mais l'étoile de Broussais a pâli ; la doctrine du fougueux professeur s'est amoindrie avec les besoins de la constitution qui l'enfanta et le disciple qui, dans les temps de lutte, se montra le plus acharné et jetta, pour en finir, cette apostrophe à l'Hippocratisme *vieilli : « La constitution bilieuse, qui fit la fortune de Stoll, s'est évanouie pour faire place à la constitution inflammatoire »* ; ce disciple, disons-nous, fut bien inspiré et prédit, en prononçant ces prophétiques et remarquables paroles, la décadence obligée, prochaine de l'école qu'il voulait défendre et pour laquelle il réclamait les palmes de l'immortalité.

Il faut bien qu'il en soit ainsi, que des constitutions variées se succèdent sans interruption ; car, en parcourant l'histoire des doctrines médicales, nous voyons celles-ci osciller, et souvent avec bonheur, entre des points extrêmes. Cette variation serait à jamais inexplicable s'il nous fallait admettre que nos observateurs d'élite se sont constamment trompés ; et si l'on voulait y voir autre chose que la preuve irréfragable de la fragilité de leurs systèmes, construits sur des bases trop étroites, bons pour un temps (*à felicitate temporis alicujus*, dit Bacon), pour une période, une révotution constitutionnelle, et qu'ils ont eu le tort grand de vouloir rendre exclusifs, universels. On a toujours affecté de tenir compte du changement des saisons, négligeant, avec une inconcevable légèreté, des périodes plus larges, de l'existence desquelles les périssables doctrines médicales n'ont cessé de témoigner par le bruit de leurs chutes. Voilà pourquoi, à des époques variées, nous voyons le sol médical jonché de ruines plus ou moins remarquables; pourquoi il est presque impossible de consolider les idées nouvelles, en ce qui concerne notre sujet, par les idées d'un autre âge.

Nous n'avons plus aujourd'hui la constitution bilieuse constatée par les observations de Stoll ; et la constitution inflammatoire, le solidisme, — nous dirions volontiers le *matérialisme*, — de Broussais, qui furent la conséquence de nos cinquante dernières années d'irritation politique, ont fait place à une constitution toute spéciale, fille de notre ère nouvelle, ère corrompue, énervée, stupéfiante. Cet état social est, sans contredit, un des modificateurs organiques les plus puissants.

Ou nous avons dit vrai, ou les médecins se trompent généralement dans le diagnostic des affections qu'ils rencontrent ; car, à les en croire, nous serions aujourd'hui assaillis, de tout côté, par la dothinentérie ; et tout état fébril, qui ne justifie point son existence par quelque lésion organique bien palpable, doit être aussitôt réputé typhoïde (1).

On n'est plus libre d'avancer que ce soit une maladie

_____

(1) Nous ne voulons point parler ici de la panique qu'exploitent, à l'envi, l'ignorance et le charlatanisme, en signalant au public toute émotion circulatoire comme une fièvre de mauvais caractère.

nouvelle, sans avoir à soutenir une lutte inégale contre les écrits de tous les temps ; mais on est en droit d'affirmer qu'elle a été bien connue, seulement, depuis les travaux de MM. Petit et Serres, Louis, Andral, Bretonneau, etc., etc. ; que surtout depuis l'époque de la publication des écrits de M. Bretonneau, jusqu'à ce jour, elle s'est largement propagée, si bien que présentement nous avons affaire, — que l'on nous passe l'expression, — à une *constitution typhoïde.*

§ II.

Le hasard nous a conduit à exercer la médecine pendant 16 ans, dans une partie de la Lorraine, périodiquement ravagée par des fièvres de mauvais caractères. Faut-il dire que ces fièvres, que nous avons étudiées avec soin, sont précisément celles auxquelles les auteurs ont assigné des noms divers, suivant les théories dominantes, suivant les symptômes les plus saillants offerts par les malades, suivant aussi certaines modifications intestinales, révélées quelquefois par l'anatomie pathologique ? Pour nous conformer à un usage adopté, nous ferons mention des noms les plus connus et nous citerons : *Les fièvres adynamiques, ataxiques, ataxo-adynamiques, mucoso-bilieuses, la gastro-entérite typhoïde, l'exanthème intestinal de M. Andral, la fièvre typhoïde de M. Louis, la dothinentérie de M. Bretonneau, la typhohémie de M. Piorry,* etc. Cette synonymie, dans notre pensée, sera donc l'expression variée d'un même état morbide, d'un groupe de symptômes, le plus souvent accompagné du développement hyperhémique, inflammatoire, exanthématique, ulcéreux des glandes de Payer dans l'intestin grêle et le gros intestin ; de la fièvre typhoïde enfin, résumant, à elle seule, toute l'action de la funeste influence constitutionnelle, sous laquelle nous vivons.

Ajoutons que ce travail sera le résumé de nos observations recueillies pendant les épidémies, plus ou moins circonscrites qui ont sévi en 1830, 1833, 1836, 1839, 1842. Il existe, entre elles, des différences peu marquées, pour les symptômes ; à la quatrième seulement, une modification s'est montrée, qui sera notée à l'article symptômatologie.

CHAPITRE II.

ÉTIOLOGIE.

§ I.

Les causes de la fièvre typhoïde, comme celles de toutes les autres maladies, sont prédisposantes et déterminantes ; avec cette différence toutefois que les premières ont des effets bien plus lents, mais plus surs, mais mieux déterminés que dans toute autre circonstance pathogénique.

§ II.

A. PRÉDISPOSANTES, elles modifient l'individu de manière à le rendre susceptible de contracter infailliblement la fièvre typhoïde.

Dans cette catégorie, il convient de ranger :

1° L'influence climatérique, la constitution médicale, sous le poids de laquelle le siècle marche depuis vingt ans, et qui est signalée par des phénomènes de toute espèce :

Mutations météoriques. N'avons-nous pas été soumis aux températures les plus opposées, aux soubresauts de l'atmosphère les plus inattendus ? N'avons-nous pas eu à signaler trop de sinistres causés par l'électricité, pour qu'on n'en tienne pas compte ? En quel temps vit-on jamais autant de météores ignés sillonner l'air qui nous environne ?

Modifications du sol. Avons-nous jamais eu à déplorer autant de malheurs occasionnés par les tremblements de terre? La statistique des morts et des ruines dues aux innondations est effrayante, et, pour comble de maux, il faut que nous ayons encore à regretter les défrichements des forêts, imprudemment accordés à tous postulants, depuis une quinzaine d'années. Toutes ces masses de grands végétaux, destinées à rendre à l'air respirable une quantité d'oxygène au moins égale à celle de l'acide carbonique qu'elles lui soutiraient, ne sont plus là pour le purifier; le sol, tout neuf, encore trop gras, d'où elles ont été enlevées, désormais livré à l'agriculture, exhale sans cesse des miasmes dont aucune production d'oxygène, aucune réduction de la part des végétaux ne vient contrebalancer les déplorables effets. Aussi avons-nous vu la fièvre typhoïde, *si peu connue autrefois*, ordinairement endémique et confinée dans un petit nombre de localités malsaines, s'accroître et s'étendre dans tous les sens avec une effrayante rapidité. Que l'on ne nous demande donc plus pourquoi, depuis un certain nombre d'années, elle se plait à se jouer de toutes les prévisions de l'hygiène publique.

Changement dans les mœurs. Les populations s'accroissent et s'accumulent dans une proportion fort inquiétante; avec cet accroissement, les besoins se multiplient; l'ambition, la convoitise, l'amour effréné des richesses et du luxe dévorent toutes les classes de la société; et de là vient que tous les moralistes signalent ce triste désordre social, inséparable de la négation des principes éternels, sur lesquels reposent la vie et la destinée des empires. Partout un encombrement funeste prépare les voies à la constitution qui nous occupe : c'est la première enfance entassée dans des salles d'asile trop étroites, trop basses, trop peu aérées, où des maîtres s'évertuent à solliciter un développement intellectuel, funeste par sa précocité ; c'est la seconde enfance , parquée dans des réduits trop souvent infectes ; c'est l'âge adulte , perdu dans d'autres établissements publics où la surveillance, la plus sage et la plus active , reste impuissante contre ces vicieuses habitudes , phénomènes initiaux de la corruption qui surgit de toutes parts , pour atteindre la vie dans son principe divin et dans sa source physique.

Certes la variole , repoussée par les bienfaits de la vaccine, vient rarement mettre en jeu la sollicitude des familles. Y avons-nous réellement gagné quelque chose ? Il est bien à craindre qu'ici , comme en bien d'autres circonstances , la prudence humaine n'ait été mise en défaut. Généreux partisans de la découverte jennérienne , nous avons oublié l'action des lois providentielles qui président à la conservation générale et régissent le mouvement des populations ; nous avons oublié qu'il faut , à ces inexorables lois , une compensation à tout ce que les hommes entreprennent dans le but de s'opposer à leurs mystérieux moyens de destruction. N'est-ce pas alors que le développement de la fièvre typhoïde doit progresser en raison inverse de celui de la petite vérole et en raison directe de l'action de la vaccine ?

Autour des causes , déjà si puissantes , dont nous venons de faire l'énumération, viennent s'en grouper d'autres qui ne manquent pas d'une certaine importance , comme funestes modificateurs de l'économie animale. Ce sont : la malpropreté de nos villages toujours boueux; l'action des rayons solaires sur la tête , sur l'épine dorsale et sur une grande surface de la peau des ouvriers occupés aux travaux des champs et qui n'ont , en été , pour se désaltérer , que des sources saumâtres où ils vont se gorger d'une redoutable quantité d'eau indigeste et putride ; une alimentation, la plupart du temps, insuffisante ; la construction vicieuse des habitations trop basses, dont le plancher est toujours au-dessous du niveau du sol, dont les ouvertures sont trop petites et où sont entassées de nombreuses familles, sans cesse en opposition avec les plus vulgaires lois de l'hygiène. Aussi voit-on communément des familles entières alitées, pendant la saison des fièvres, et le mal s'introduire, séjourner de préférence dans les réduits les plus malpropres, les plus misérables. En septembre 1842, nous fîmes remarquer à M. le curé de Vahl, qui nous conduisait, que devant toutes les maisons où nous avions vu deux, trois et quatre malades, il y avait des mares larges et profondes, remplies de vase et de végétaux en putréfaction.

Les veilles, les affections morales profondes, les excès vénériens, enfin tout ce qui peut porter atteinte au sys-tème nerveux en général, doit encore être considéré comme cause au moins prédisposante de la dothinentérie. Pour être exact, nous devons dire que les buveurs en ont été préservés dans l'épidémie de Guéblange, en 1842.

2° Les foyers endémiques, points de départ de toutes nos épidémies.

Celui qui fut le théâtre de nos observations est bien digne d'occuper une place d'une certaine étendue, tant il l'em-porte sur tous ceux dont nous avons connaissance.

En effet, nous voyons, de loin en loin, d'effroyables épi-démies parcourir le globe et disparaître pour jamais, après l'avoir dépeuplé : telle fut la peste noire du XVe siècle ; nous en voyons d'autres, comme la variole, la scarlatine, la rou-geole, se montrer à des époques plus ou moins rapprochées, plus ou moins régulières ; nous voyons beaucoup de contrées, semblables aux Marais-Pontins, désolées par de constantes endémies ; mais ce que probablement aucun médecin n'a signalé jusqu'à ce jour, ce que l'on ne retrouve dans aucune histoire d'épidémies , c'est le retour exact , à périodes fixes , d'états pathologiques graves , affectant presque toujours la même marche , les mêmes symptômes , les mêmes caractères.

Cette circonstance, toute particulière de périodicité, devait avoir sa raison d'être dans une influence purement locale ; aussi ne l'avons-nous point cherchée ailleurs que dans l'état des lieux où nous exerçons.

Pour acquérir quelque certitude relativement aux causes locales à assigner : 1° au développement de nos fièvres typhoïdes ; 2° à la régulière intermittence qu'elles affectent , dans leur apparition , il importait de se livrer, dans le pays , à de sérieuses recherches sur la nature du sol et sur ce qui se passa avant notre arrivée.

ı. La partie de la Lorraine que nous habitons se trouve à un niveau très-bas; les campagnes en sont humides, marécageuses, couvertes de nombreux et vastes étangs et sillonnées de ruisseaux limoneux , presque sans écoulement , à cause du peu de pente qu'ils rencontrent. Toute la partie du sol qui n'est point fangeux peut être considérée comme un terrain très-gras, bien propre à vicier l'air , quand la chaleur trop forte ou trop constante (comme en 1842) entr'ouvre la terre et permet aux miasmes de l'intérieur de s'échapper à la surface. Nous devons dire toutefois que nos épidémies affectent de débuter toujours dans la même commune. Voici ce que nous sommes parvenu à recueillir sur ce point. La commune de Guermange , considérée comme le principal foyer de nos endémies typhoïdes , se trouvait autrefois entourée de vastes étangs, et la dothinentérie , qui y a nom *sotte maladie* (1) y paraissait tous les ans, tantôt au sud-ouest, tantôt au nord-est et y tuait beaucoup de monde. Depuis 25 ans environ, il s'est fait un changement remarquable dans la direction prise par l'endémie, qui ne se montre plus, à son invasion, que de l'ouest à l'est. C'est que, depuis 25 ans, un étang voisin, placé au nord-est du village, a été supprimé ; que toute la partie sud-ouest est baignée, en quelque sorte, par les flots de l'immense étang de Lindre-Basse, dont le périmètre est d'environ 30 kilomètres, la profondeur moyenne d'au moins 3 mètres, et la contenance de 20,000,000 de mètres cubes d'eau ; et qu'enfin le vent d'ouest, dominant dans le pays, rase la plus grande surface de la nappe d'eau avant d'atteindre Guermange. A cette cause évidente d'insalubrité, il faut encore ajouter la position du village, dont le sol se trouve à un niveau très-bas.

II. Ainsi terrains gras, vastes étangs, lieux bas, humides, marécageux, nous rencontrons bien, sur le même point, toutes les conditions nécessaires à la production de miasmes paludéens ; et, pour peu que la chaleur vienne en favoriser le dégagement, nous voyons se manifester ce mouvement destructeur qui s'exerce, en des temps déterminés et en divers pays, sur la nature animée. Mais pourquoi nos fièvres typhoïdes endémiques reviennent-elles chaque trois années ? Pourquoi, durant l'année qui précède leur venue, avons-nous des fièvres intermittentes, plus ou moins pernicieuses, et des affections charbonneuses, l'année qui la suit ? Le

---

(1) Les gens de la campagne, frappés du délire qui s'empare des malades, presque toujours, dès le début de la fièvre typhoïde et ne les quitte pas toujours lorsqu'elle a complétement disparu, se servent de cette expression, qui, dans leur langage, est synonyme de folie.

mode d'exploitation de l'étang de Lindre, dont nous avons fait mention plus haut, rend suffisamment raison de cette périodicité. Pendant deux ans, il est couvert d'eau et rempli de poisson, puis il est vidé en automne et livré à l'agriculture pendant le cours de sa troisième année. C'est un cercle que le propriétaire parcourt sans cesse.

Expliquons-nous ; ce fait est trop grave pour que nous nous permettions de nous en tenir à ce simple énoncé.

Nous venons de dire que nous avons des fièvres intermittentes. Leur apparition répond à la première année, durant laquelle l'étang de Lindre est plein d'eau ; nos dothinentéries coïncident avec la seconde année; et les affections charbonneuses se montrent pendant l'état de vacuité. Ainsi, périodicité dans l'exploitation de l'étang, périodicité dans le retour des affections auxquelles nous pouvons raisonnablement l'accuser de donner naissance. Ceci posé, on concevra facilement pourquoi la seconde année est la plus dangereuse, si l'on veut bien faire attention que, pendant deux ans, le sol des bords de l'étang a été délayé et transformé en vase par l'eau; qu'une grande quantité de végétaux et d'animaux a fourni des débris, constamment poussés vers le rivage, par les vents dominants et les vagues; que ces débris, finissant par céder à l'empire des lois physiques, se putréfient et se mêlent aux marais, toujours largement découverts, pendant les chaleurs de l'été; que, par conséquent, leur accumulation, sur des rives sans cesse échauffées par les rayons du soleil, fournit à l'atmosphère une quantité effrayante de miasmes marécageux et putrides. En 1839, l'étang livrait à l'évaporation près d'un myriamètre carré de surface vaseuse. L'influence marécageuse est donc moindre la première année, parce que nécessairement l'atmo-

2

sphère trouve à se charger de miasmes qui n'ont pas eu le temps de mûrir aux rayons du soleil. Elle est toute autre pendant l'état de vacuité, à cause du desséchement qui commence à la fin de l'automne et se parachève en hiver. Durant cette portion de période triennale, l'humidité manquant, nous avons affaire à des affections charbonneuses. — De ce qui précède, on peut tirer cette conclusion, qu'il y a une frappante analogie entre les fièvres intermittentes, les fièvres typhoïdes et les maladies charbonneuses ; qu'elles reconnaissent pour cause unique le miasme marécageux, agissant sans interruption et produisant, suivant son intensité, suivant les saisons, suivant l'état hygrométrique de l'air, les pyréxies typhoïdes, intermittentes ou le charbon malin : plus loin, à propos de ces trois affections, nous verrons surgir un remarquable rapprochement thérapeutique. Cette circonstance particulière de la périodicité de notre dothinentérie, alternant avec d'autres états pathologiques dus aux miasmes des marais, détruit désormais tout soupçon qui tendrait à faire rejeter la cause locale que nous lui assignons.

5° La contagion. La fièvre typhoïde est-elle contagieuse ? Si cette question vivement controversée, non-seulement à propos de la typhohémie, mais toutes les fois qu'il s'agit d'épidémies en général et de toutes maladies régnantes, est encore en ce moment sans solution, n'est-ce pas à cause du peu de compte que les observateurs tiennent de l'influence atmosphérique, agissant sur plusieurs points à la fois ? Ne se sont-ils peut-être pas trop hâtés de porter un jugement sur des faits qu'il eût fallu creuser davantage ? Il est bien certain que, dans des circonstances encore inappréciées, des maladies rarement signalées comme contagieuses, le deviennent à un haut degré et *vice versâ*. Il n'y a pas bien longtemps que des médecins recommandables considéraient comme contagieux les miasmes émanant d'une grande réunion d'hommes malades, de la malpropreté, tandis qu'ils refusaient cette propriété redoutable aux effluves des marais. Nous ne laissons pas que d'accorder quelque importance à cette hypothèse, tout en admettant qu'il n'est pas permis d'établir sur elle des règles générales et des principes immuables, propres à être appliqués dans tous les temps, dans tous les lieux. Pour nous, qui, dans une période de 16 années, avons déjà pu observer cinq épidémies, nous n'aurions aucun fait à apporter en faveur de l'opinion contagioniste. La contagion ne nous semble pas plus exister, pour les fièvres typhoïdes, que pour les pyréxies périodiques. Un point déterminé d'un village, une ligne de maisons, des familles, des communes entières, placés sous le vent des marais, sont successivement envahis, parce qu'ils sont soumis à la même influence morbide; mais il ne nous est pas arrivé de voir la maladie importée, se développer, suivant les lois de la contagion, dans une commune saine et éloignée du foyer endémique. Citons, entre beaucoup d'autres, un fait concluant en faveur de la non contagion et qui appartient à une de nos plus fâcheuses années. En 1836, une jeune femme, bien portante, habitant une commune heureusement située et fort éloignée des marais, vint à la ferme de Stranhoff, écart de Guermange, pour y soigner sa mère et sa sœur, affectées toutes deux de fièvre typhoïde. La sœur guérit, la mère mourut subitement, pendant la convalescence, d'une perforation intestinale; et la jeune femme, atteinte du mal endémique, retourna dans son village où elle finit par succomber. Le domestique qui l'avait accompagnée, dans son pieux déplacement, tomba malade en même temps qu'elle de la dothinentérie , puisée au même foyer ; il guérit et la maladie n'atteignit aucun de ceux qui leur avaient donné des soins ; on n'entendit parler d'aucun autre cas dans le village. L'épidémie de 1833 envahit 12 communes en s'étendant de proche en proche (1) comme si les miasmes avaient été successivement poussés dans chacune d'elles. Tous les malades s'alitèrent à peu près en même temps , sans que l'on eût vu un sujet venu d'ailleurs , traînant après lui l'infection. Ne sommes-nous pas en droit de dire , jusqu'à présent du moins , que la fièvre typhoïde n'est pas contagieuse dans nos contrées ?

4° L'immunité des vieillards et des sujets une première fois atteints.

Nous ne pensons pas que l'on croie encore aujourd'hui au respect de la dothinentérie pour les vieillards. Quatre faits , bien observés , nous ont prouvé , d'une manière incontestable , qu'ils ne jouissent pas du privilége d'être exempts de la fièvre typhoïde. En voici un exemple. Au commencement d'août 1839, Masson, charron, âgé de 69 ans , demeurant à Gelucourt , à 1500 mètres environ au sud-ouest de l'étang de Lindre , eut la diarrhée pendant 8 jours ; le 9e jour , frissons violents pendant 3 heures , chaleur brûlante pendant 12 heures, sueurs chaudes, froides et visqueuses de 2 heures. Rémission de 3 ou 4 heures , après laquelle nouveau redou-

---

(1) Nous n'avons eu à signaler, à Dieuze même, que des cas très-rares de fièvre typhoïde. Cette petite ville, si malheureusement située, devrait-elle le privilége, dont elle jouit, aux immenses fabriques de produits chimiques, au moyen desquelles son atmosphère est sans cesse saturée de chlore, d'acide chlorhydrique , d'acide sulfureux et de gaz nitreux ? — C'est notre opinion.

blement semblable au premier accès. Cet état rémittent, de moins en moins prononcé, dura 10 jours. Dès la seconde exacerbation, il y eut des tremblements généraux, des soubresauts des tendons, carphologie, rêvasseries, chevrottement de la voix ; desséchement, aridité, état fuligineux de la langue, des gencives et des dents ; ballonnement du ventre, gargouillement, *crépitation iléo-cœcale*. Le cinquième redoublement amène des sudamina, des pétéchies, une sensibilité extrême de la surface cutanée ; irritabilité musculaire, plaintes, cris continuels. Durant les accès et la rémission, il y eut constamment de fortes douleurs de la tête et des lombes. De fréquentes épitaxis ; des selles involontaires ; le pouls monta progressivement à 140 pulsations jusqu'au 18e jour que le malade mourut. Nous avons eu le bonheur de voir se rétablir les trois autres sujets, dont nous avons parlé plus haut, quoiqu'ils fussent tous trois au moins septuagénaires.

S'il était vrai que jamais la fièvre typhoïde ne dût atteindre deux fois le même sujet, elle manquerait de pâture dans nos campagnes où elle reparait si souvent ; nous ne serions point appelés, tous les trois ans, à donner des soins aux mêmes familles ; nous ne verrions pas succomber, à une seconde attaque, des individus qui avaient triomphé d'une première, quelques années auparavant. La consolante assertion des médecins qui comparent la dothinentérie à la variole, n'est malheureusement qu'une pure hypothèse.

Elle s'attaque, quoique avec partialité, à tous les âges, à toutes les conditions ; mais on ne saurait dire si elle favorise plutôt un sexe que l'autre. En 1842, dans la commune de Guéblange, sur une population de 369 habitants, depuis les premiers jours de juin jusqu'au 7 novembre, il y eut 75 malades, répartis ainsi qu'il suit :

Relativement aux sexes : 42 du sexe féminin.

33 du sexe masculin.

Total.... 75

Relativement à l'âge : 14 enfants de 4 à 10 ans.

33 jeunes gens de 10 à 20 ans.

15 adultes de 20 à 30 ans.

9 — de 30 à 40 ans.

2 — de 40 à 45 ans.

3 — de 50 à 60 ans.

1 — de 70 ans.

Total.... 75.

La fièvre typhoïde, d'après cette statistique qui s'accorde parfaitement avec celles dont nous avons tenu note dans toutes les autres localités, serait une maladie de l'enfance et de l'âge adulte; elle affecterait peut-être un nombre plus considérable de femmes que d'hommes et les tuerait dans les mêmes proportions. Comme nous, MM. Lombard et Fauconnet de Genève sont arrivés à cette double conclusion : « La fréquence de la fièvre typhoïde est en raison inverse et la mortalité en raison directe de l'âge » (nous ajoutons ici : *l'enfance exceptée*).

Nos endémies, si régulièrement périodiques, se montrent, au plus tôt, vers le commencement de juin, au plus tard, dans la première quinzaine d'août ou, en d'autres termes, quand la température commence à s'élever d'une manière constante dans notre zône tempérée. On dirait qu'elles obéissent, en quelque sorte, aux variations, aux soubresauts de l'atmosphère. Il suffit d'un peu de pluie, d'un faible abaissement du thermomètre pour en enrayer le développement. Ainsi, en 1839, la fièvre a paru et s'est développée dans les derniers jours de juillet ; un orage, suivi d'un refroidissement atmosphérique peu considérable, l'a arrêtée dès le 20 août, durant un septénaire ; puis elle a repris, avec beaucoup moins d'intensité. Mais cette heureuse influence des vicissitudes météoriques, sur la cause morbide, ne s'étend jamais jusqu'aux sujets affectés. On se rappelle jusqu'où et combien de temps s'est élevé le thermomètre en 1842. Six mois de chaleur et de sécheresse continuelles ont amené une large épidémie qui s'est prolongée indéfiniment jusqu'en 1843. Il est incontestable qu'une température aussi brûlante, aussi continue, a dû exercer pour longtemps une influence funeste sur l'économie animale. D'un autre côté, la terre elle-même profondément gercée a dû fournir à notre atmosphère, en même temps que nos marais, des exhalaisons qui l'ont viciée pour longtemps.

Il est digne de remarque que toutes les autres affections prennent le cachet de la maladie régnante ; que les fièvres puerpérales se transforment ordinairement en typhoïdes et que celles-ci n'abandonnent jamais le pays brusquement. Une foule de cas se font souvent remarquer à sa suite, pendant les mois d'automne et d'hiver. De là vient que des gens étrangers au travail intellectuel, peu versés dans l'étude des influences étiologiques, si négligées de nos jours, et ignorant complétement tout ce qu'il faut de patience, d'habitude, de persévérance, de ténacité pour arriver à quelques résultats dans les sciences d'observation, se sont mis à nier purement et simplement des faits qu'ils n'ont ni pu, ni su observer, et qui nous ont coûté 16 ans de poursuites et de labeurs non interrompus.

§ III.

B. Les causes déterminantes soulèvent, d'une manière spéciale, les phénomènes initiaux de ce que nous considérons comme un empoisonnement miasmatique et sollicitent l'émotion circulatoire, après avoir passé par le système nerveux ganglionnaire. Ce n'est point, à nos yeux, une spéculation vaine de poursuivre des causes spécifiques dans l'étiologie de la fièvre typhoïde. Elle est trop peu nuancée pour devoir son origine aux causes banales et multiples qui lui sont assignées par les nosographes ; quant aux modifications qu'elle éprouve quelquefois, on doit les rapporter aux différentes idiosyncrasies qu'elle rencontre.

Miasmes paludéens. Puisque la typhohémie est restée longtemps inconnue, à cause de sa rareté, confinée qu'elle était dans les lieux bas et humides, d'où se dégageaient, sous l'influence du soleil, des miasmes dont personne ne conteste l'existence, il faut bien qu'elle ait, avec ces miasmes, quelques rapports de causalité. L'expérience, d'accord en cela avec la théorie, nous apprend que les étrangers qui viennent établir leur demeure autour des foyers signalés par nous, ne manquent jamais de payer leur tribut à l'influence locale, dans un temps assez court. D'un autre côté, les migrations, en des contrées mieux famées, ramènent plus promptement les *convalescents* à la santé.

Infection des grandes villes. Le même miasme, produisant dans la capitale les mêmes désordres que les émanations de nos foyers endémiques, a fait dire à M. Bretonneau que : « Nulle part ailleurs la fièvre typhoïde n'est plus contagieuse » qu'à Paris. » Sans doute aussi ce savant médecin, en jetant

sur la capitale un pareil interdit, songeait autant aux am-
phithéâtres, aux chantiers d'écarrissage qui l'infectent qu'aux
autres cloaques d'où surgissent des émanations paludéennes.

Seigle ergoté. Nous avons vu, dans des fermes isolées,
assises sur les bords de l'étang de Lindre, des familles entières, atteintes de fièvres typhoïdes, à des époques et dans
des saisons où elles n'avaient point coutume de sévir. Il nous
a bien fallu chercher ailleurs une cause à ces épidémies
domestiques, qui s'étaient développées avec une violence
extraordinaire. En examinant le pain dont avaient fait usage
les malheureux patients, nous y avons constaté la présence
du seigle ergoté. Cette substance vénéneuse ne renferme-
t-elle pas un principe capable de produire, par suite d'un
usage prolongé, tous les accidents typhiques ?

CHAPITRE III.

SYMPTOMATOLOGIE.

§ I.

INCUBATION.

Entre l'application du principe morbifique et l'apparition de la fièvre typhoïde, il s'écoule un temps plus ou moins long auquel nous ne saurions donner d'autre nom que celui de période d'incubation. Cette période, toujours bien marquée chez l'adulte, souvent moins prononcée dans l'enfance, dure au moins un septénaire et se prolonge quelquefois fort longtemps. Nous en avons jusqu'ici remarqué deux formes, l'une diarrhéïque, l'autre céphalique.

Lorsqu'on observe la première forme, tout semble se passer dans la profondeur des viscères abdominaux. Il y a anoréxie, empâtement de la bouche, sans aucun changement du côté de la langue et des gencives. Une diarrhée séreuse s'empare des sujets, en même temps que le tremblement général dont nous croyons devoir faire un signe pathognomonique. Sous l'influence de ce début intestinal, rarement la tête est prise, plus rarement la circulation s'émeut; dans tous les cas, la peau se décolore et la prostration est portée fort loin. On rencontre très-fréquemment cette forme dans l'enfance.

Dans l'autre forme, le premier effet de l'intoxication miasmatique est de produire, chez certains sujets, pendant 10 ou 15 jours, des courbatures, une roideur particulière du

col, des étourdissements, des céphalalgies partielles ou générales, sans autre réaction circulatoire apparente que quelques
rares palpitations. Les douleurs céphaliques, notées suivant
leur ordre de fréquence, occupent, le plus communément,
la région susorbitaire, moins souvent la région occipitale,
plus rarement la région temporale. Quelle que faible que soit
la céphalalgie, elle s'accompagne toujours d'insomnie. Les
malades, dans cette forme non moins que dans la première,
ne sauraient fermer les yeux sans être tourmentés par des
images bizarres, incohérentes, terribles. Parfois, dans
cette période d'incubation, qui s'est montrée la plus commune en 1839, les tremblements généraux apparaissaient,
dès les premiers jours, aussi bien que l'inappétence, l'empâtement de la bouche, la décoloration de la peau, la couleur paille des sclérotiques et de vives douleurs abdominales,
avec constipation opiniâtre.

Il arrive presque toujours que dans l'un et l'autre cas,
les patients sont poursuivis par un fatigant ptyalisme et
par des saignements de nez qui reparaissent dans le cours
de la maladie.

Bien souvent tout cet appareil de symptômes diminue,
disparaît même complétement, la veille de l'invasion de la
fièvre ; souvent encore, soit que l'élément pathogénique ait
perdu de sa puissance, soit qu'il ait rencontré une idiosyn-
crasie réfractaire, soit tous autres accidents encore inappré-
ciés, tout se borne à ces phénomènes initiaux et la fièvre ne
se déclare pas.

§ II.

Invasion.

La fièvre typhoïde, comme on le voit, ne prend jamais ses victimes à l'improviste. Elle les avertit, pendant un temps plus ou moins long, puis soudain elle frappe avec fureur. Subitement, ou des lipothymies, ou des accidents semblables à ceux que causent les indigestions, forcent les malades à garder le lit. Ces derniers accidents affectent de se montrer pendant la nuit.

A ce début nouveau, succèdent des frissons vagues, fugaces; l'augmentation de la céphalalgie, quand elle existe déjà, son apparition, quand elle n'existe pas encore; quelquefois enfin d'atroces douleurs lombaires. D'autrefois, comme cela est fréquemment arrivé en 1839, ce sont de violents frissons, suivis de vomissements muqueux ou bilieux, qui ouvrent la scène.

Quel que soit le mode d'invasion, bientôt on a affaire à une fièvre rémittente, dont les redoublements ne tardent pas à se confondre, quand rien ne vient en enrayer les fâcheux progrès. La chaleur, qui suit le frisson bien déterminé, s'accompagne très-souvent de douleurs épigastriques, de vomissements bilieux, porracés ou muqueux; souvent de coliques, rarement de crampes. La diarrhée de l'incubation continue, ou la constipation devient opiniâtre et le ventre se ballonne. Alors le facies prend le caractère typhique et, dans les cas les plus graves, la stupeur apparaît. Dans la troisième période de l'exacerbation, les malades, pendant plusieurs heures, sont baignés d'une sueur chaude

et liquide, qui finissait, en 1839, par s'épaissir, devenir
gluante et froide, comme celle de l'agonie. Puis enfin, pour
arriver à la rémission, les patients tombent dans un état
d'anéantissement tel, que l'on redouterait de leur imprimer
le plus léger mouvement dans la crainte de les voir succomber. La rémittence est tout à fait semblable à la période
de chaleur, seulement l'agitation et les autres accidents sont
moindres.

Des observateurs inattentifs, qui ne tiendraient point
compte de la constitution régnante, croiraient fort souvent
avoir affaire à une fièvre périodique tierce, dont le frisson
est léger, l'intermittence mal dessinée; mais l'erreur ne
saurait durer plus de deux ou trois jours, car les accidents,
ne ·cessant d'aller en augmentant, font bientôt reconnaitre
la mauvaise nature du mal : l'état fâcheux de la rémittence
se prononce de plus en plus et donne bientôt au visage des
malades la teinte olivâtre et tous les autres signes qui caractérisent la dothinentérie.

Dans les cas les plus réguliers, les exacerbations suivent
le type tierce et reviennent au milieu de la nuit; mais, le
plus souvent, les malades ont deux et trois exacerbations par
jour.

Les sexes ne nous ont jamais paru modifier, en aucune
façon, l'état rémittent dont nous venons de faire mention. Il
n'en est pas de même pour les âges. Dans l'enfance, la fièvre
est continue d'emblée, l'agitation est toujours extrême, la
nuit surtout ; les accidents cérébraux sont communs et les
phénomènes cutanés fort rares. Chez les vieillards, les exacerbations se dessinent mal, la stupeur vient promptement,
le coma remplace l'agitation, et les escarres gangréneuses se
montrent de bonne heure.

Si l'on examine le pouls dans la période algide des exacerbations, il est comme rentré dans la profondeur des muscles. La chaleur le développe, le tend, le roidit un peu, pendant le premier septénaire ; plus tard il baisse sensiblement, il devient souple, dépressible ; il diminue de volume, augmente de fréquence et perd de sa régularité. Large, ondulent quand la sueur commence ; plat, misérable, quelquefois intermittent quand elle diminue et lorsqu'elle devient froide et gluante (1859) ; vide, fréquent dans la rémittence, sa vitesse augmente avec le danger et ne diminue jamais si le sujet doit succomber.

Nous avons eu occasion de remarquer que la forme céphalique colorait le visage en rouge lie de vin, aux approches du terme fatal. En toute autre circonstance, quand les douleurs de tête ont une violence extrême, la face prend la teinte olivâtre notée plus haut.

Les lèvres sèches, fendillées, écailleuses, les gencives couvertes de taches blanches, comme si on les avait peintes avec du lait, la langue salie par un enduit couleur de crême brulée, dès les premiers instants de l'invasion, sont ainsi que les dents, en peu de jours, envahies par la fuliginosité. La langue, d'abord plate, large, rose à son limbe, bientôt s'épaissit, comme si elle était enflée ; elle rougit, tremblotte, se gerce et se couvre de croûtes fuligineuses, d'un à deux millimètres d'épaisseur, d'aspect et de consistance cornés. Cet état ne permet plus aux malades d'articuler les mots ; ils ne font plus entendre que des sons en quelque sorte soufflés et mal formés dans l'arrière-bouche.

Il arrive quelquefois, qu'au début, la soif est intense ; à la fin du premier septenaire, elle cesse pendant la rémission, où les malades éprouvent du dégoût pour les boissons fades, mucilagineuses, émollientes et sucrées : leur ingestion est toujours suivie de renvois, très-souvent de nausées et de vomissements. Lors même que les malades repoussent toutes les tisannes, tous les liquides médicamenteux, ils appètent, ils demandent avec instance tout ce qui, parmi les aliments et les boissons, rappelle, à l'imagination, l'idée de froid, de fraîcheur.

Beaucoup de malades ont l'épigastre élevé, douloureux ; chez quelques-uns, on sent, à la pression, une tumeur qui dépasse les côtes gauches, du gonflement, de la dureté, de la sensibilité à l'angle iléo-cœcal. Chez tous, on perçoit dans la portion iliaque du colon et de l'iléon un gargouillement, une véritable crépitation, bien prononcée dès le cinquième jour de l'invasion et qui persiste tant que la maladie ne s'est point notablement amendée. Plus les malades sont avancés, plus ils crient, plus ils se plaignent de douleurs générales, plus ils accusent de sensibilité abdominale. Il est ici une remarque essentielle à faire, sur le siége de cette sensibilité qui n'a peut-être pas peu contribué aux errements de l'école physiologique. On se tromperait beaucoup si l'on rapportait toujours au tube digestif les douleurs que ressentent les malades au palper. Ces douleurs n'existent que dans la peau et dans l'épaisseur des parois musculaires de l'abdomen ; on s'en aperçoit facilement en soulevant, en pinçant, avec précaution, la peau et les muscles sous-jacents. Toute la surface du corps est dans le même état d'endolorissement et tous les muscles pincés offrent un remarquable phénomène de contractilité partielle, que nous n'hésitons pas à donner comme un signe pathognomonique. Soit pendant la période d'incubation, soit à toute autre époque de la maladie, si l'on pince, transversalement et avec précaution, le ventre du muscle biceps brachial (nous citons celui-là parce qu'il est facile à saisir), il se fait un bourrelet transversal, de la largeur du doigt qui a pressé et semblable à une énorme sangsue, qui s'agiterait sous la peau. On peut obtenir, de tous les muscles, la même réaction. Des expériences comparatives nous ont démontré qu'à l'état typhoïde seul est attaché ce singulier privilége. A Guéblange, où nous avons été envoyé en novembre 1842, par l'autorité administrative, pour faire un rapport sur l'épidémie qui y régnait depuis le mois de juin, nous avons eu occasion de nous livrer à des recherches sur un grand nombre de malades atteints de dothinentérie, soit pendant la période d'incubation, soit pendant l'état d'accroissement, soit pendant la convalescence. Chez tous, nous avons eu à signaler le curieux phénomène dont nous parlons. Nous n'avons rien obtenu chez une femme en couches qui a succombé à un épanchement de lait ; rien chez une vieille fille atteinte de gastrite aiguë ; rien enfin chez un grand nombre d'habitants, qui ont résisté à la cause épidémique. Monsieur le professeur Forget est le seul qui ait signalé cette remarquable contractilité partielle des muscles. Peut-être Vic-d'Azyr la soupçonnait-il déjà ; car dans un rapport qu'il fut chargé de faire sur une épizootie de fièvre pernicieuse, il dit que la région épigastrique des chevaux qu'il pinçait se contractait d'une manière extraordinaire.

La diarrhée, toute séreuse, entraîne parfois, après deux septénaires, un ou deux lombrics ou quelques débris pseudo-membraneux. Elle est tellement liquide, tellement fréquente, que souvent les malades, jouissant encore d'une certaine intégrité des facultés intellectuelles, ne s'aperçoivent pas de l'écoulement qui s'en fait dans leur lit. A une époque très-avancée, les selles se suppriment, par suite de l'atonie des intestins devenus trop impuissants pour expulser les matières qu'ils contiennent : il semble alors , en palpant l'abdomen , que l'on agite un liquide dans un vase inerte. Dès que l'intelligence a disparu ou que la mort est proche , les selles deviennent involontaires.

Les urines sont alternativement d'un rouge foncé ou de couleur citrine pâle; les unes déposent un sédiment rouge, qui cristallise et s'attache aux parois du vase ou un précipité cailleboté, blanc grisâtre, qui laisse au haut du vase un mince cordon de couleur pourpre : leur surface alors est irisée , à reflets métalliques ; les autres, au contraire, suspendent, dans leur milieu , un léger énéorème , facile à distinguer à travers leur limpidité et leur pâleur citrine : cet état de *crudité* des urines , comme disaient les anciens , est un signe de la longue durée du mal. Elles sont souvent très-fétides , quelquefois retenues , rarement involontaires aux approches de la mort.

Dès qu'ils se mettent au lit, les malades, à de rares exceptions près, restent couchés en supination ; ou si le décubitus est latéral , c'est que la maladie est légère et très-peu avancée. Le facies exprime le découragement et bientôt la stupeur. Tous ont le pressentiment d'une fin prochaine. Les facultés intellectuelles s'altèrent promptement et, quoique les malades répondent pertinemment aux questions qu'on leur adresse pendant la rémission, ils sont incapables de la plus légère attention. L'agitation , le délire , les soubresauts des tendons , qui , avec les autres symptômes , caractérisent les exacerbations, finissent par continuer pendant la rémittence. En tout temps , les malades redoutent le sommeil , qui les épouvante par des songes terribles ou par les fantasmagories les plus incohérentes. Il leur suffit même de fermer les yeux , sans dormir , pour être torturés par ce supplice de l'imagination. Tous ont un tremblement caractéristique, simulant, dans un grand nombre de cas, des secousses épileptiformes. Ils se plaignent de douleurs dans les jambes, d'arrachement des mollets; beaucoup ne sentent plus leurs mains (1842) qui, disent-ils, sont endormies. Souvent il y a des tintements d'oreilles, puis de la surdité, présage heureux d'une rémission prochaine.

Quand les redoublements laissent entre eux de courts intervalles, les sudamina et les pétéchies tardent peu à se montrer; ils sont d'autant plus confluents que la transpiration a été plus abondante et de plus longue durée. La fièvre enfin devient continue et l'odeur, *sui generis*, qu'exhalent les malades, se montre de plus en plus pénétrante.

La surface cutanée et les muscles, avons-nous dit, jouissent d'une sensibilité extrême, qui arrache aux patients des cris continuels; la première laisse bientôt échapper cette faculté que les derniers conservent jusqu'à l'issue, quelle qu'elle soit, de la maladie. La cause de ce phénomène est, sans contredit, la même qui fait perdre aux tissus leur rénitence, à la peau sa transparence et son élasticité, et fait naître, de bonne heure, les rougeurs, puis les escarres gangréneuses des régions trochantérienne et lombaire. Nous démontrerons que les altérations sécrétoires sont dues au même agent pathologique.

A mesure que le mal progresse, les vaisseaux de la conjonctive oculaire s'injectent, les yeux se remplissent de chassie, la muqueuse nazale se dessèche, la déglutition devient difficile, les narines et les ailes du nez se ressèrent et deviennent de plus en plus pulvérulentes. Dans ces derniers temps, on a prétendu transformer cette pulvérulence en un signe pathognomonique; elle peut tout au plus faire pronostiquer une fin prochaine.

CHAPITRE IV.

MARCHE ET DURÉE.

§ I.

Pour tracer exactement la marche de la dothinentérie, il faut la prendre au début de ce que nous avons appelé *incubation* et la conduire jusqu'aux différentes issues qu'elle peut avoir. Rappelons d'abord la division précédemment établie en *diarrhéïque* et en *céphalique ;* essayons d'en esquisser rapidement les tableaux, puis nous tâcherons de mettre en relief des nuances intermédiaires qu'il serait impossible de supprimer, sans laisser une trop large lacune dans ce travail.

A. INCUBATION DIARRHÉÏQUE. C'est, dans les deux ou trois premiers jours, un malaise indéfinissable, un état de rêvasserie fâcheux pendant le sommeil, accompagné de faiblesse générale, d'anorexie, de borborygmes et bientôt de diarrhée séreuse, avec empâtement et coloration blanche de la langue; teinte paille de la peau et souvent des conjonctives. Puis viennent les insomnies, le lombago, les tremblements partiels ou généraux, les épistaxis, les éblouissements, les urines rares, rouges, boueuses. Après avoir duré 6, 8, 10, 12 jours, cet état est suivi de l'invasion plus ou moins brusque.

Invasion. Soudain, au milieu de la nuit, le sujet est pris de vomissements fréquents, de violents frissons suivis de chaleur, de sueur, de rémission, puis de nouveaux accès avec rémissions nouvelles. Cet état rémittent dure quatre, cinq jours, après lesquels reviennent : continuité de mouvement fébril avec exacerbations, stupeur, délire. Le léger enduit de la langue s'épaissit, se colore en brun, se fendille, prend l'aspect crouteux, puis corné déjà décrit. On perçoit le gargouillement, la *crépitation* iléo-cœcale, puis le ballonnement du ventre, puis enfin du 8ᵉ au 10ᵉ jour, les sudamina et les pétéchies.

B. Incubation céphalique. D'abord rêvasseries effrayantes, durant le sommeil; éblouissements, étourdissements, faiblesse générale, pendant l'état de veille; anoréxie, céphalalgie susorbitaire, occipitale ou temporale; alternatives de frissons et de sueurs, épistaxis, constipation, teinte jaune paille de la peau et des conjonctives; langue naturelle, urines pâles. Ordinairement, après douze ou quinze jours, tous ces accidents cessent, la santé parait se rétablir pendant deux ou trois jours, puis subitement arrive l'invasion au moment où l'on s'y attend le moins.

Invasion. Le matin, en se levant, le patient tombe en faiblesse, et ce genre d'accident le force, pour la première fois, à garder le lit. La céphalalgie devient intolérable et un frisson plus ou moins violent se montre dans la journée. Les épistaxis continuent, la constipation est opiniâtre dès le premier jour; la *crépitation iléo-cœcale* apparait du 8ᵉ au 6ᵉ jour. La fièvre, qui affecte le type tierce, est plus longtemps rémittente que dans la première forme; le délire et la stupeur viennent plus tôt, les sudamina et les pétéchies beaucoup plus tard; le ventre se ballonne dès le 6ᵉ jour.

Arrivée au type continu, la fièvre efface toutes les saillies qui pourraient établir quelque différence entre l'une et l'autre forme. Il peut y avoir alors ou constipation ou diarrhée, de la céphalalgie, des douleurs lombaires souvent atroces. Délire, cris continuels, soubresauts des tendons, carphologie; respiration anxieuse (1836 , 1842), chassie des yeux. Progrès du ballonnement du ventre, pulvérulence des narines, selles involontaires, mort. Le terme heureux ou fatal arrive entre le 12° et le 60° jour. Souvent c'est une perforation intestinale qui termine brusquement la scène.

c. Il nous est arrivé de rencontrer des malades (1839 , 1842), chez lesquels nulle réaction ne paraissait devoir s'établir. Après avoir été, comme tous les autres, sous le poids d'une incubation de 12 à 15 jours , ils se sont alités par suite de l'extrême faiblesse qui les a surpris. Couchés dès lors en supination , ils sont restés dans cette position jusqu'à la fin. La face exprime la stupeur dès les premiers jours ; la peau jaune paille, froide, sans rénitence, sans vie, est presque constamment baignée de sueur. La langue , les gencives et les dents sont presque nettes ; il existe seulement un peu de sécheresse de la bouche. Ni soif, ni appétence; ventre souple, insensible ; angle iléo-cœcal crépitant sous la main , paresse intestinale par atonie. Les malades n'exhalent aucune plainte , ne poussent aucun cri, ne prennent nul souci de ce qui les entoure. Ils peuvent être 20 jours , un mois dans cet état de stupeur générale où ils restent insensibles à tout, oubliant tout, jusqu'à leurs besoins les plus impérieux. Quand la mort arrive , ils semblent s'éteindre, sans que la maladie ait fait un pas depuis l'invasion : la convalescence est interminable. Les trois sujets de notre observation étaient des hommes de 30 et quelques années , de constitution très-forte , mais épuisés par le travail et la misère.

d. Une nuance à terminaison rapide est celle qui , débutant par de fortes lipothymies , s'accompagne d'un tremble-

ment épileptiforme. Les rêvasseries, le délire, la carphologie
entrent en ligne dès les premiers moments; on observe bientôt l'état pulvérulent des narines. Dès le premier jour, l'angle
iléo-cœcal offre de la crépitation. Les malades, constamment
baignés d'une sueur liquide et froide (1839), succombent le
2e, le 3e, le 5e, le 6e, le 7e jour, dans une secousse épileptiforme, que l'on peut rapporter au frisson d'une exacerbation.

§ II.

TERMINAISON.

Quand la mort n'arrive pas brusquement, quand elle ne
survient pas du 9e au 30e jour, quand elle n'est pas la suite
nécessaire d'une perforation intestinale, à la fin du 4e, du
5e, du 6e septénaire et quelquefois plus tard, alors la maladie décroit sensiblement, à des époques différentes, suivant
les cas, en commençant par les redoublements qui s'éloignent
et l'agitation qui diminue. Les lèvres, la langue s'humec-
tent; celle-ci se nettoie, s'amincit; les gencives perdent leurs
pseudo-membranes laiteuses; le pouls toujours fréquent, ne
s'émeut plus. On trouve un lombric ou deux dans le lit ou
dans les vases de nuit des malades. La constipation cesse
par une selle copieuse, très-dure et moulée; ou les selles
séreuses moins fréquentes finissent par s'épaissir, se lier, et
prendre l'aspect, la consistance naturels. Les pétéchies ont
disparu depuis longtemps; les sudamina se sont desséchés
et l'épiderme s'exfolie; quelquefois une parotide se gonfle,
s'abcède et procure une amélioration qui ne se dément pas.
Le moral se relève; il y a chez les malades de la spontanéité
intellectuelle, quoique le délire persiste, dans un très-grand

nombre de cas, après l'extinction successive de tous les autres accidents : cela se remarque souvent chez les femmes jeunes et très-lymphatiques. Les rechutes sont fréquentes et exposent aux perforations intestinales. Il nous est arrivé de voir succomber, au 40e jour, à une perforation intestinale, et à une péritonite consécutive, une femme de 50 ans que l'on pouvait considérer comme étant en voie de guérison. Cette fatale terminaison a suivi un repas trop copieux.

Quelquefois une gastro-entérite, une hépatite chroniques, une hydropisie ascite, ou la phthisie pulmonaire emportent les malades sortis victorieux des accidents typhiques. C'est le sort de presque tous les malades qui sont sous le poids de quelque affection chronique, au moment de l'insulte typhoïde.

CHAPITRE V.

PRONOSTIC.

Une fièvre typhoïde , toute légère qu'elle pourra sembler à son début , défiera toujours la sagacité du praticien le plus consommé. Nous avons eu à suivre bon nombre de ces affections très-simples , qui, en peu de jours , se sont métamorphosées en fièvres très-graves , tandis que d'autres , au contraire , après des prodromes alarmants , se sont terminées d'une manière tout à fait bénigne. Le pronostic de la dothinentérie la plus simple est donc toujours fort grave. On doit le considérer comme très-grave quand les redoublements initiaux sont très-rapprochés ; quand la fréquence du pouls est progressive, quand celui-ci est irrégulier, intermittent. Les cas, où l'invasion par les lipothymies s'accompagne de violents frissons , de secousses épileptiformes et de stupeur , sont toujours et promptement mortels. Nous avons vu mourir , en 36 heures, l'instituteur de Zommange , âgé de 45 ans , qui s'était alité en même temps que sa femme (août 1839), mais dans une chambre dont on avait laissé la croisée , qui donne sur un étang voisin, ouverte pendant toute la nuit. Son mal avait débuté , après huit jours de diarrhée , par une longue faiblesse , suivie de violents frissons et d'une stupeur remarquable. Il n'avait cessé , dès les premières selles, de se considérer comme devant succomber. Aussi ne voulut-il essayer d'aucun traitement, avant que de se mettre au lit , quoique nous allassions chaque jour donner des soins à sa femme et à d'autres malades qui se rétablirent. L'intermittence du pouls, durant la période de sueur et d'affaissement

(1839), les secousses épileptiformes dénoncent des lésions au-dessus des ressources de l'art. Dans tous les cas, une légère irritation de la gorge, puis une certaine difficulté de la déglutition précèdent la mort de peu d'heures. Les urines, avec dépôt, sont, en général, de bon augure; les urines *crues*, troublées seulement par un léger énéorème, accompagnent ordinairement les cas les plus graves. Inutile de dire que le gonflement subit du ventre et son excessive sensibilité indiquent une perforation et, par suite, une péritonite toujours mortelle.

Quelquefois une parotide, la surdité toujours, l'éloignement des exacerbations, la diminution progressive des accidents, sont de très-bon augure.

CHAPITRE VI.

NATURE ET SIÉGE.

§ I.

Devons-nous encore croire, avec l'école ancienne, à
l'existence des fièvres essentielles? Avec les humoristes, à
la putridité des humeurs, à l'infection du sang? Ou bien
toutes les pyrexies ne sont-elles, comme le prétendent les
anatomo-pathologistes, que des nuances de la gastro-entérite?
La fièvre typhoïde peut-elle être localisée? Consiste-t-elle
dans le seul développement hyperhémique, inflammatoire,
ulcéreux des plaques de Payer? Toutes ces questions ont
conduit les différentes écoles, qui se partagent aujourd'hui
la science médicale, à des hypothèses plus ou moins ingé-
nieuses, qu'il serait oiseux d'examiner dans ce travail, uni-
quement consacré à des questions de pratique pure. Nous
mettrons donc la plus grande sobriété à retracer le fruit de
nos remarques.

Si nous ne nous sommes point fait illusion, si nous n'avons
point commis une erreur à l'endroit des causes de cette
affection, toujours endémique, souvent épidémique, dans
nos contrées, nous sommes forcé de reconnaître, dans les
résultats observés, l'effet toxique du miasme paludéen. Cet
empoisonnement engendre une sorte de protée pathologique
capable de revêtir trois formes différentes en apparence, suivant les degrés d'intensité de sa cause et les modifications
inappréciables, inconnues qu'elle est exposée à subir. A l'ac-

tion d'un miasme doué encore de peu d'énergie, nous devons, sans contredit, toutes nos fièvres périodiques; le miasme concentré, fomenté par le soleil de deux étés, allume la dothinentérie; quant aux affections charbonneuses, qui répondent au temps de vacuité de l'étang de Lindre, elles sont issues du même principe, modifié lui-même, dans sa source connue. Qui ne reconnaîtrait, dans cette triple manifestation d'un même agent pathogénique, les résultats d'une intoxication plus ou moins lente, plus ou moins énergique, allant droit à l'adresse du *système nerveux ganglionnaire* ? De ce système nerveux chargé de toute la vie végétative, qui paraît, à l'observation, la plus compromise dans la fièvre entéro-mésentérique ? Cette hypothétique assertion ne ressort-elle pas des faits eux-mêmes ? L'intermittence est le caractère le plus saillant des actes et des maladies du système nerveux en général; mais, pathologiquement parlant, ce phénomène incontesté sera d'autant plus marqué, d'autant plus régulier, que la cause morbide qui le produit sera moins énergique, qu'elle éloignera moins l'appareil nerveux de son état normal, qu'elle gênera moins enfin l'action du grand sympathique. N'est-ce point là ce qui se passe dans la production des fièvres intermittentes de nos marais, dans les différentes phases et à propos des différentes formes de notre dothinentérie? La pustule maligne, d'un autre côté, met hors de doute l'idée d'un empoisonnement.

Sous l'influence de cette opinion, est-il possible de se borner à rétrécir la fièvre typhoïde aux minces proportions d'une gastro-entérite, d'un simple exanthème intestinal, d'une céphalite, etc., etc.? On ne doit voir, dans ces différents aspects morbides, que des symptômes, autant de cris de douleur d'un organe, bien autrement important que les appareils dont il se sert pour traduire au dehors son état de souffrance. Cet organe, ou plutôt cet appareil, que, jusqu'ici, on semble avoir oublié, quand il est question de la fièvre typhoïde, n'est-ce pas, comme nous venons de l'énoncer déjà, le système nerveux ganglionaire ? N'est-ce pas lui qui, dans son état d'endolorissement, dérange, pervertit les sécrétions, salit la langue, dessèche les narines, trouble la circulation, déprave les liquides et réduit le système cérébro-spinal au point de ne plus lui laisser la faculté de diriger la pensée et les mouvements volontaires ? C'est lui qui, communiquant à l'encéphale ses douleurs, par l'intermédiaire du renflement sphéno-palatin et du ganglion ophthalmique, lui procure ces sensations étranges, inouïes, cause des supplices fantasmagoriques des patients. Ne doit-on pas rapporter encore la douleur susorbitaire, dont se plaignent les malades, à ce même ganglion ophthalmique lésé ? Et la contraction partielle des muscles n'est-elle point encore un des résultats de l'exaltation morbide des nerfs ganglionaires ? Tout concourt donc à démontrer l'influence de la cause morbifique sur le système nerveux ganglionaire : symptômes, marche, traitement.

Non certes on n'a pas affaire à des phlegmasies, ou à tout autre état du tube digestif ; il ne souffre (*d'abord* bien entendu) que de la funeste influence exercée sur lui, par l'appareil nerveux, *recteur unique de la vie végétative*, qui s'exalte, s'affaisse périodiquement et s'épuise à ce travail, abandonnant, pour ainsi dire, les organes à leur propre vitalité. C'est alors que, la circulation n'étant plus réglée, survient la fièvre continue ; que divers organes se congestionnent ; qu'apparaissent les épistaxis passifs, les hémorrhagies sous-épidermoïdes, les rougeurs, les escarres gangréneuses ; que finalement on croit avoir sous les yeux, tout à la fois, une entérite, une pneumonie, une céphalite, etc., etc. C'est alors aussi que plus d'un praticien, au lit du malade, s'est demandé si la dothinentérie ne remplit pas toutes les conditions attribuées par les anciens à l'essentialité des fièvres.

§ II.

Quelle lumière ont jetée, sur la question qui nous occupe, toutes les recherches d'anatomie pathologique relatives aux fièvres typhoïdes? Les anatomo-pathologistes, l'œil fixé sur un seul point, n'ont aperçu que ce qu'ils voulaient voir, la modification intestinale et, négligeant, pour cette lésion bien infidèle, quoique on en dise, toutes les autres, ils ont abandonné la proie pour l'ombre. S'ils ont signalé le gonflement, la rougeur, l'inflammation, l'ulcération des glandes de Payer, ils ont oublié de parler de l'absence bien fréquente de ces mêmes états pathologiques. Deux fois, sur trois autopsies qu'il nous a été permis de faire, dans la pratique civile, nous n'avons eu qu'à signaler la pâleur du tube digestif ! (une des trois malades, domestique âgée de 24 ans, avait été soumise au régime hydrothérapique). On sait, d'ailleurs, que tous les médecins occupés de semblables recherches ont eu un grand nombre de faits analogues à rapporter. De là vient, sans doute, la divergence et la confusion des théories relatives à la dothinentérie. Quoi qu'il en soit, avons-nous été appelé à tirer quelque induction pratique de l'état particulier des follicules intestinaux et de cet autre phénomène anatomo-pathologique nommé psorentéric? Les diverses colorations et décolorations des muqueuses gastro-intestinales, la friabilité, les fréquents ramollissements de la rate et la fluidité du sang ont-ils pu s'accommoder au solidisme de Broussais? Et quelle autre théorie a pu ou su en profiter ? Toutes les investigations, tous les travaux relatifs aux traces laissées sur les cadavres par la fièvre typhoïde , si encombrés qu'ils soient de matériaux, n'ont abouti, jusqu'à ce jour, qu'à enrichir le vocabulaire pathologique d'un mot nouveau et singulièrement impropre à désigner l'affection à laquelle on l'applique : on a rencontré quelquefois des follicules , des glandes affectés, et cela a suffi pour ajouter à la famille des phlégmasies, *l'entérite folliculeuse*. Peut-être ne trouvera-t-on pas déplacée, ici, l'observation suivante que nous avons recueillie à la clinique de Lobstein. N..., que le professeur Lobstein croit reconnaître comme ayant été *traité autrefois à la clinique pour une fièvre miliaire*, entre à l'hôpital civil de Strasbourg, le 22 novembre 1826, quinzième jour de la maladie. Il présente les symptômes les plus fâcheux, à l'ensemble desquels le professeur donne le nom de *fièvre adynamique* : traits défigurés, figure vultueuse, absence totale de facultés intellectuelles, délire perpétuel, semblable à celui d'une profonde ivresse, langue desséchée, noire ; sécheresse de la peau, respiration stertoreuse , pouls fréquent, tantôt petit, tantôt plus ou moins développé, soif ardente, déglutition assez bonne. Le malade cherche à saisir, à rassembler son linge. Selles involontaires. (On a fait une saignée en ville.) Traitement tonique. Le 23, on a été obligé d'employer le gilet de force pour contenir le malade. Tous les symptômes à leur dernier période. Traitement tonique. Mort dans l'après-midi. — Autopsie. — A l'ouverture du cadavre, 36 heures après la mort du sujet, on trouve le cœur, les poumons et le foie assez sains ; tache cadavérique au bas-fond de l'estomac (cul de sac de la grande courbure) ; cœcum creusé assez profondément par *cinq concrétions cornées*, que

le savant et judicieux Lobstein *reporte à une époque bien
antérieure à celle de la maladie*. Nous livrons , sans com-
mentaires et telle qu'elle a été dictée par le professeur lui-
même, cette curieuse observation aux méditations de l'école
anatomo-pathologique.

Si l'on s'est occupé des lésions du tube digestif, personne,
que nous sachions, ne s'est enquis de l'état du système nerveux ganglionnaire ; l'induction, comme on vient de le voir,
nous a conduit à nous en occuper, et nous avons remarqué,
dans les autopsies qu'il nous a été permis de faire, la coloration *fauve* des ganglions trisplanchniques. Cette couleur
annonce-t-elle quelque lésion ? Quelle en est la nature ?
Voilà le terrain où, suivant nous, doit être débattue la question anatomo-pathologique.

CHAPITRE VII.

TRANSFORMATIONS.

En considérant les endémies et les épidémies dothinenté-
riques, de la manière la plus large, on ne peut s'empêcher
d'admettre que les fièvres intermittentes et les affections
charbonneuses, dans notre pays, sont de véritables transformations de ce double fléau. Nous croyons avoir suffisamment établi, pour n'être plus obligé d'y revenir, que ces
diverses affections reconnaissent un principe morbifique
commun; et, si réellement il existe entre elles de tels rapports
de causalité, il faut bien que les dernières soient la transformation des deux autres, dans la plus large acception du
mot. Une rare et remarquable observation de fièvre typhoïde
charbonneuse, recueillie cette année (1846) *pendant que
l'étang de Lindre était vide*, pourra servir, en la plaçant
ici, à dissiper tous les doutes relatifs à ce que nous venons
de dire.

Hans, marchand à Dieuze, âgé de 34 ans, d'un tempéra-
rament lymphatico-sanguin, de haute stature et de constitution assez grêle, accoutumé d'ailleurs aux travaux de la
campagne, employa les six derniers jours de mai à cultiver
son champ, situé à 500 mètres environ, au nord-ouest de
l'étang de Lindre. Tous les matins, en arrivant dans ce
champ, il éprouvait un malaise indéfinissable, avec une lassi-
tude notable dans les jambes. Chaque jour il en faisait la remarque en se plaignant surtout de la mauvaise odeur que le
vent lui apportait de l'étang. Il n'en continua pas moins son

travail jusqu'au 30 mai où un violent frisson vint mettre un terme à son activité. Le 31, le frisson, devenu plus violent encore, le contraignit à garder le lit. Nous le vîmes, le 1er juin, après une nuit très-orageuse; il était dans l'état suivant : face vultueuse, coucher en supination, alternatives de fris-sons et de sueurs, tendances aux lipothymies, respiration anxieuse, haleine fétide; langue sèche, aride, rose à son limbe, peu de soif; nausées, vomituritions, fréquents borbo-rygmes, ventre indolent, point de selles. Urines rouges, rares et boueuses. Tremblements, céphalalgie sus-orbitaire; agitation continuelle, présage assuré d'un délire prochain. Pouls petit, serré, fréquent (100 puls.). Deux pustules ma-lignes, à la main droite; l'une occupe la base de la première phalange du pouce, l'autre l'intervalle qui sépare la tête du troisième métacarpien de celle du quatrième. Ces deux pus-tules, survenues la veille probablement à l'insu du malade, sont caractérisées par un centre noir assez dur, de 20 à 30 millimètres de diamètre, entouré d'une auréole de pustules miliaires et confluentes, distendues par une sérosité sa-nieuse et livide; on remarque, entre les deux pustules, sur le dos de la main, une infinité de ces phlictènes. Prescrip-tion : potion avec l'ammoniaque, décoction de quinquina pour boisson, cautérisation des pustules.

Le 2. Anxiété précordiale, agitation, délire, vomissements de matières muqueuses, langue sèche et aride, ventre dis-tendu, crépitation iléo-cœcale, deux selles liquides et d'une fétidité repoussante. Peau haliteuse. Pouls plus développé et plus fréquent que la veille (115 puls.) Les pustules n'ont point fait de progrès. Même médication que la veille.

Le 3. Il y a eu rémittence pendant la nuit. Pouls moins fréquent (95). Intelligence assez nette; langue couverte d'un

4

enduit blanchâtre, épais ; plus de vomissements ; ballonnement du ventre ; deux selles liquides, verdâtres et fétides ;
les escarres des pustules s'entourent d'un cercle inflammatoire. Même médication.

Le 4. Exacerbation semblable à celle du 2, qui se prolonge, avec moins d'intensité jusqu'au 7, dans la matinée.
Pendant tout ce temps le ventre est toujours ballonné et les
selles ont été très-fréquentes, très-liquides ; les urines très-
rares et limpides ; la peau sèche ; le pouls de 110 à 115 pulsations. Tremblement remarquable, soubresauts des tendons ;
délire continuel. Le malade, difficile à contenir dans son lit,
refuse toutes les boissons.

Le 8. Rémission légère ; soif : le malade appète les boissons froides. Langue toujours couverte d'un enduit blanchâtre fort épais et un peu brunâtre au centre ; taches
diphthéritiques sur les gencives et la paroi interne des joues ;
diarrhée, tremblements, coucher en supination, air hébété,
réponses lentes et difficiles. Peau sèche ; urines rares et
citrines-claires. Etat stationnaire jusqu'au 25, moment de la
chute des escarres de la main. Le 30, après deux journées
très-bonnes, redoublement avec les trois stades d'une fièvre
intermittente franche ; le 1er juillet, intermittence assez
franche ; le 2, accès ; sulfate de quinine à haute dose. Le 3,
le malade entre en convalescence ; mais la diarrhée continue
et resiste à tous les moyens jusqu'à la fin de juillet. Le
malade, depuis cette époque, a acquis un embonpoint
remarquable.

Examinons maintenant ce qui se passe : 1° après les
endémies ; 2° à la suite des épidémies typhoïdes.

A. Les fièvres typhoïdes endémiques, cédant à des dégra-
dations imperceptibles, se transforment, dès le commence-

ment de l'automne, en fièvres tierces, rarement en quartes, bien rarement en pernicieuses.

B. Après avoir régné épidémiquement, la dothinentérie finit par revêtir la forme de la grippe, de la dyssentérie fébrile (1832), de la fièvre intermittente pernicieuse et enfin de la double tierce. On lui voit communément succéder des miliaires peu redoutables.

A la suite des unes et des autres, on remarque encore des lombago, des sciatiques douloureuses et rebelles, des palpitations nerveuses, des céphalalgies, des transpirations excessives, sans autres symptômes concomittents. Quand tous ces états pathologiques viennent remplacer les dothinentéries, dont ils sont une véritable transformation, ils appliquent à l'économie animale un cachet typhique qu'il est impossible de méconnaitre à la coloration de la peau et des conjonctives oculaires, à la prostration, à l'état intellectuel des sujets, au renouvellement des épistaxis.

CHAPITRE VIII.

COMPLICATIONS.

Nous parlerons des complications de la dothinentérie, en les classant suivant leur ordre de fréquence. Toute autre division paraîtrait tendre à présenter comme connue la nature de bien des affections secondaires, dont la pathologie n'a pas eu, jusqu'à ce jour, la puissance de soulever le voile.

Il serait même assez difficile de déterminer la nature de la bronchite si fatigante, à toux si sèche, qui se montre ordinairement à la fin du premier septénaire des fièvres typhoïdes. Parfois, à n'en pas douter, elle est inflammatoire, elle s'accompagne de l'expectoration commune aux affections catarrhales des tuyaux bronchiques, mais cette nuance est la plus rare. L'autre nuance se montre surtout dans les cas où *il y a eu douleur ; roideur du col ;* et alors nous nous demandons chaque fois *quel rôle le premier ganglion cervical peut remplir ?* Quelle que soit au reste sa nature, elle fatigue les malades, *entrave la déglutition des liquides* par d'insupportables quintes de toux.

En auscultant et en percutant le thorax d'un malade affecté de dothinentérie, on est quelquefois étonné de rencontrer une pneumonie, dont aucun symptôme rationnel n'avait jusqu'alors révélé l'existence. Le patient n'a point toussé, aucune mutation sensible ne s'est manifestée, dans le mouvement respiratoire, autre que celle occasionnée par l'émotion fébrile primitive. C'est toujours à la partie postérieure et inférieure du thorax que l'on rencontre de la

matité : dans ce cas il existe seulement une congestion
pulmonaire passive. Les lois physiques tendent à reprendre
leur empire sur celles de la vie.

Quand, au contraire, on est en présence d'une pneumonie
inflammatoire, les signes fournis par la percussion et l'aus-
cultation proviennent de points tout différents. C'est tantôt
la partie antérieure sous-clavière droite, puis gauche, tantôt
l'un et l'autre côté, bien rarement la partie postérieure du
thorax qui sont pris. Il est digne de remarque que, presque
toujours, dans ces circonstances, le malade a toussé, le
décubitus a fourni ses signes propres, et les crachats se sont
montrés visqueux, sanguinolents, etc. Ce genre de complication, il faut l'avouer, est fort rare ; nous devons dire
que nous le soupçonnons d'être la maladie primitive,
tandis que la typhoïde n'est venue que secondairement
l'aggraver.

Une complication extrêmement fâcheuse, qui, assez souvent rebelle à nos moyens thérapeutiques, use promptement
les malades, c'est la dyssentérie (1842). Les selles qui la
caractérisent, tout d'abord sanguinolentes, deviennent bientôt verdâtres ; le ténesme est extraordinairement douloureux, à en juger par les plaintes et les cris des malheureux
qui conservent encore le sentiment de leur état, et les vomituritions sont presque continuelles. Il est arrivé que, dans des
circonstances non encore bien appréciées, cette complication
enlevait à la typhoïde de sa gravité.

Donnerons-nous aux épistaxis le rang de complication ou
de symptôme de la dothinentérie ? Ils doivent, sans contredit, perdre la qualité de symptômes toutes les fois qu'ils se
transforment en hémorrhagies inquiétantes. Il n'en est pas
de même des perforations intestinales et des péritonites

consécutives, qui doivent conserver, jusqu'au bout, le titre d'accidents nécessaires de beaucoup de fièvres typhoïdes.

Quand il nous est arrivé de rencontrer la dothinentérie, marchant parallèlement avec une phlegmasie gastro-intestinale, céphalique, hépatique, etc., presque toujours celles-ci avaient précédé la première; elles avaient été surprises, la plupart du temps, à l'état chronique.

Nous avons vu (1856) de véritables miliaires, avec leur douleur de l'épigastre, si caractéristique, compliquer, sans l'aggraver beaucoup, la fièvre entéro-mésentérique. Les deux malades que nous avons eus à soigner ont guéri en très-peu de temps.

La parotide n'est pas toujours une complication, elle est bien plus souvent une crise heureuse du mal. Dans le premier cas, le pus est grisâtre, fluide, d'une fétidité repoussante et son évacuation ne soulage point le patient; dans le second, au contraire, il est blanc, lié, crémeux, et produit, aussitôt qu'on lui a donné issue, un amendement dont les malades se louent. Il vaut toujours mieux l'ouvrir, au moyen de l'instrument tranchant, que d'attendre l'érosion, l'ulcération de la peau et la sortie spontanée de la matière purulente.

La dothinentérie peut s'enter sur toutes les inflammations aiguës ou chroniques possibles et, par conséquent, se donner pour complications toutes celles qu'elle rencontrera sur son passage. C'est ainsi que l'on trouve une foule de sujets, chez lesquels une phlegmasie, plus ou moins étendue, a pris un caractère grave, sous l'influence d'une fièvre typhoïde qui est venue elle-même, avec son fâcheux cortége de symptômes, s'ajouter aux premiers accidents. Ce genre de complications n'est pas un des moins redoutables.

CHAPITRE IX.

THÉRAPEUTIQUE.

§ I.

PROPHYLAXIE.

Au nombre des grands moyens sanitaires à employer pour combattre le développement, la propagation de la fièvre typhoïde, nous devons placer, en première ligne, le desséchement des marais, le curage, le redressement des ruisseaux stagnants, la destruction des mares infectes où, dans de certaines communes, on prépare des engrais avec des débris de végétaux verts, enfin l'éloignement des fosses destinées au rouissage du chanvre que l'on a l'habitude de placer, relativement aux habitations, sous le vent d'ouest.

Nous pensons qu'il est du devoir de tous ceux qui s'occupent d'hygiène publique : 1° de solliciter à la fois, de la part de l'autorité, et de bons règlements de police sanitaire et des moyens surtout propres à les faire mettre à exécution par les maires des communes rurales, ordinairement très-négligents et très-mal renseignés en pareille matière ; 2° de réclamer le reboisement des contrées si imprudemment défrichées. Nous faisons des vœux pour que l'on s'occupe des constructions privées et publiques, afin que les particuliers, dans leurs habitations, et les enfants, dans leurs salles d'asiles et d'écoles, trouvent à consommer la quantité d'air respirable, d'air vital nécessaire à l'entretien de leur santé ; enfin nous

appellerions la sollicitude du gouvernement sur l'état misérable des gens de la campagne qu'il conviendrait d'améliorer,
et particulièrement sur leur instruction en matière d'hygiène,
avec les principes de laquelle ils sont constamment en opposition , par suite d'une foule de préjugés acquis dans le jeune
âge et que jamais on n'a tenté de combattre et de détruire.

Atteindrons-nous , par ces moyens bien employés , un état
de salubrité désirable ? Et n'y a-t-il rien de providentiel (*divi-
num quid*) dans cette progression toujours croissante de
certaines maladies , se développant en raison directe de l'augmentation des populations et des conquêtes de la médecine ?
C'est à l'expérience qu'il convient de résoudre ce double
problème dont nous pensons avoir indiqué quelques données.

Il n'est pas en notre pouvoir de faire cesser les causes
principales auxquelles nous attribuons les fièvres qui viennent périodiquement effrayer nos campagnes et d'où elles se
répandent dans les départements éloignés. L'immense réser-
voir d'eau de Lindre-Basse , foyer de toutes nos épidémies , est
une propriété particulière , grevée de certaines charges , et
au gouvernement seul appartient le droit d'exiger une transformation, un desséchement réclamé par toutes nos populations. En détruisant l'étang de Lindre, pour le livrer désormais à l'agriculture, on ne nuirait point aux intérêts du
propriétaire, dont la résistance serait bien moindre que celle
du génie militaire. Ce dernier , dit-on , attache une importance immense à la conservation de cette vaste masse d'eau,
liée , suivant lui , au système de défense de la place de Metz.
Le gouvernement aurait à examiner si ce mode de conservation est le seul possible ; s'il peut y avoir, dans ces consi-
dérations toutes stratégiques , un obstacle sérieux à l'assainis-
sement , à la désinfection d'un pays riche , agricole , auquel

il faut tous ses bras pour vivifier ses campagnes. Il conviendrait enfin que l'on fît bien comprendre que ce desséchement n'a pas un intérêt purement local ; que c'est la Lorraine , que c'est une partie de la France qui a à redouter les émanations funestes de l'étang de Lindre-Basse.

Convaincu de notre impuissance, en face de cette immense question d'hygiène publique , nous avons dû nous replier sur d'autres moyens prophylactiques et nous occuper active-ment , dans la pratique , à neutraliser le miasme en action pendant la période insidieuse d'incubation.

Autant que cela peut être , nous isolons les malades , non pas que nous considérions la dothinentérie comme conta-gieuse , mais dans le but de prévenir la contagion , que l'on peut attribuer à l'encombrement des malades. Nous aérons les chambres ; ce qui n'arrive ordinairement que lorsque nous le faisons nous-même. Souvent nous conseillerions un meilleur régime, si ce n'était exiger l'impossible de malheu-reux qui n'ont pas le moyen de choisir leurs aliments ; nous défendrions l'usage de pain de seigle, qui, dans notre zône tempérée, contient souvent des ergots. Mais en cela , comme en bien d'autres points , nous ne pourrions être écouté.

Tous les sujets, exposés à l'influence miasmatique , sont loin d'en ressentir également les funestes effets. Un malaise indéfinissable s'empare d'une population entière et le plus grand nombre n'en ressent pas davantage. Mais pour ceux dont la constitution ne doit pas résister aux effets du miasme, l'incubation s'accompagne d'une foule de nuances, à chacune desquelles il faut opposer un moyen particulier.

I. Aux céphalalgies , avec brisement de membres , trem-blements généraux , sans réaction circulatoire , sans symp-tômes abdominaux , opposez les pédiluves sinapisés , la diète

la plus sévère, le repos, un air pur et une douce température de l'appartement du malade. On se trouve bien, parfois, d'appliquer quelques ventouses scarifiées le long du
rachis.

Les courbatures, les roideurs du col, le gonflement des
ganglions cervicaux, les étourdissements, joints aux premiers
accidents notés ci-dessus, exigent en plus l'emploi prolongé
de l'eau de Sedlitz, à dose purgative. Quand les douleurs
de tête sont excessives, chez un sujet jeune, sanguin, plein
d'énergie, recourez à l'emploi de la saignée générale et de
l'eau de Sedlitz.

Donnez l'émétique en lavage lorsque vous ne rencontrez
d'autres symptômes que les sueurs abondantes; faites de
même pour les lombago, et les sciatiques, après avoir toutefois recouru aux ventouses scarifiées, *loco dolenti.*

Toutes les fois que l'on rencontre une intermittence assez
franche, il faut sans hésiter administrer le sulfate de quinine, à la dose d'un gramme dans les 12 heures, chez
l'adulte.

II. Dans la forme diarrhéique, nous conseillons l'eau de
Seltz *naturelle* coupée avec une décoction de polygala. Ce
mélange doit être pris fréquemment et à petites doses. Nous
lui adjoignons les lavements amylacés, les pédiluves irri-
tants et les frictions sèches sur la peau. La diète doit encore
être plus sévèrement observée dans cette forme que dans
l'autre.

Des embrocations huileuses sur l'abdomen, des lavements
mucilagineux en grand nombre, des boissons aromatiques
et de légers rubéfiants, le long de la colonne vertébrale,
suffisent pour modérer cette forme, dans la première enfance, alors que le tube digestif est peu propre à recevoir des

toniques énergiques et des. purgatifs doués de quelque
vigueur. Il faut avoir toujours présente à l'esprit, la malheu-
reuse tendance des muqueuses à se ramollir, dans le jeune
âge. On peut traiter la seconde enfance et l'adolescence
comme l'âge adulte.

§ II.

CURATION.

Quatre méthodes principales se partagent aujourd'hui le
traitement de la dothinentérie. Elles n'ont pas toutes la même
importance et sont bien loin, dans leurs résultats, d'afficher
le même bonheur. Cela tiendrait-il à des circonstances toutes
locales ?

Nous avons emprunté, à chacune d'elles ce qu'une étude
approfondie et des expériences réitérées nous ont démontré
devoir réussir le plus souvent et ne nuire jamais.

1. *Evacuations sanguines.* Dans la forme d'invasion que
nous nommons céphalique, à cause des douleurs quelquefois
atroces ressenties à la tête par les patients, on peut dire que
la saignée, pratiquée au début, arrête les accidents ou au
moins enraye, d'une manière remarquable, la marche de la
maladie. C'est un moyen puissant, héroïque lorsqu'il est
employé largement, de très-bonne heure, chez des sujets
vigoureux, sanguins, pléthoriques; encore utile, mais à un
moindre degré, chez les sujets d'un tempérament mixte ;
toujours nuisible aux sujets nerveux, lymphatiques et surtout à ceux dont la constitution est appauvrie par les excès,
les affections morales, la misère ou les maladies antérieures.

Nous ne perdons pas notre temps à poursuivre, au moyen

de saignées locales , d'apparentes phlegmasies partielles , qui ne cèdent à une minime perte de sang que pour reparaitre avec plus d'intensité. Tous les praticiens savent cela et tous ont abandonné ce moyen décevant.

Là se borne, pour nous, l'emploi des évacuations sanguines.

II. *Méthode évacuante*. M. Bretonneau , par ses timides essais , a peut-être éveillé , dans l'esprit de M. Delaroque, l'idée de recourir aux purgatifs , bons seulement au début , mais inutiles, nuisibles même dès que la crépitation iléo-cœcale a paru ; de là vient, sans doute, la divergence d'opinions sur l'utilité des évacuants, dans la fièvre typhoïde.

Les médecins anglais et allemands , et tout récemment quelques praticiens français ont préconisé le calomélas dans la dothinentérie , presque à l'égal du tartre stibié à haute dose dans la pneumonie ; mais ce moyen , employé par nous, n'a abouti qu'à des revers. Notre insuccès tiendrait-il à des circonstances toutes locales ?

Nous arrêtons la forme diarrhéïque au moyen de l'eau de Sedlitz artificielle, à dose purgative, et de boissons aromatiques telles que l'infusion de fleurs de camomille ou de feuilles d'oranger. Aussi bien, le nombre des cas graves diminue-t-il sensiblement, depuis que nous avons indiqué aux habitants des campagnes ces précautions que beaucoup d'entre eux mettent en usage avant de nous appeler.

Inutile de songer à aucun de ces moyens, une fois que la fièvre continue est allumée, que tous les signes typhoïdes ont paru. Nous avons vu mourir, immédiatement après une saignée qu'on s'était obstiné à lui faire (1836), un maréchal, âgé de 38 ans , très-vigoureux , atteint de fièvre typhoïde avec pneumohémie consécutive. Chez un jeune prêtre , âgé de 36 ans , de constitution athlétique , atteint de fièvre

typhoïde, dans la paroisse de Tarquinpol, dont il était admi-
nistrateur, la saignée a été suivie d'un accès de phrénésie
qui a duré 40 heures, pour se terminer par la mort. Une
jeune fille de 19 ans, chlorotique, atteinte de fièvre typhoïde
(1845) depuis six jours, est morte dans d'effrayantes convul-
sions, sept heures après une saignée peu copieuse. Nous
ne finirions pas si nous voulions énumérer tous les faits
malheureux qui nous ont conduit à repousser la méthode
antiphlogistique en général et les saignées, coup sur coup,
en particulier. Sans doute, les évacuations sanguines ne
tuent pas toujours d'emblée, mais on peut dire qu'elles
exaspèrent les symptômes, prolongent la maladie et reculent
indéfiniment l'heure de la convalescence. Les faits sont là,
concluants, inexorables pour nous contraindre à reconnaître
que, sans cesse, dans nos contrées, la saignée est le signal
d'accidents fâcheux et, dans le plus grand nombre des cas,
d'une prostration dont on arrête difficilement les ruineux
progrès.

L'emploi des purgatifs, érigé en système absolu, ne réus-
sit pas mieux, dans nos contrées, que les saignées à haute
dose et coup sur coup. Nul, dans notre pays, n'a *jugulé* une
fièvre typhoïde, bien confirmée, au moyen de l'une ou de
l'autre méthode.

III. *Méthode expectante.* Qu'est-ce que les médecins, de
tous les pays, ont gagné à faire de la médecine expectante,
en présence de la dothinentérie ? *Ne pas nuire* est sans
doute un précepte fort sage, mais pour s'y conformer à la
manière des partisans de cette méthode, autant vaudrait en-
velopper son patient d'un linceul et lui recommander d'attendre, avec calme, une inévitable catastrophe. Aujourd'hui
nous nous considérerions comme très-coupable, si nous

assistions, pour ainsi-dire, l'arme au pied, aux souffrances et à la mort de malheureux qui réclament, qui attendent de nous des secours plus puissants, plus actifs ; car le chiffre nécrologique de la méthode expectante, comparée aux autres, est trop élevé pour que nous songions désormais à la mettre en honneur dans notre pays. Nous l'accusons de causer ces congestions passives qui viennent si souvent empirer le mal ; de provoquer les plus fâcheuses terminaisons , telles que les diarrhées intarissables , les hydropisies , les perforations intestinales, etc., etc., etc.

Ce que l'on nomme hydrothérapie, ne nous paraît être qu'un des nombreux déguisements de la méthode expectante : elle conduit d'ailleurs aux mêmes résultats.

IV. *Médication tonique*. L'affection typhoïde, bien déterminée, arrivée , avec ou sans traitement , à l'époque ou elle efface toutes les nuances sur lesquelles nous avons établi les divisions propres à nous guider et dans la prophylaxie et au début de l'invasion, réclame impérieusement l'emploi des toniques. Ils ont assez peu de revers, entre nos mains, pour que nous devions nous en tenir à leur usage et les proclamer, à tous les praticiens, comme le spécifique, — que l'on nous passe le mot, — de la fièvre entéro-mésentérique. Car lors même qu'ils ne peuvent s'opposer à une fatale issue de la maladie , ils signalent encore leur passage d'une manière constamment heureuse.

De même que nous avons établi des rapports de causalité , bien frappants , entre les affections charbonneuses , la dothinentérie et les fièvres intermittentes , nous ferons observer que nous les guérissons, toutes trois, au moyen de médicaments tirés du même ordre. Aux maladies charbonneuses nous opposons le quinquina, l'ammoniaque et les caustiques ; aux fièvres intermittentes, le sulfate de quinine, les amers et les ferrugineux ; aux affections typhoïdes, le quinquina et les autres toniques.

Nous ne donnons plus aux malades, pour boisson habituelle, que la décoction concentrée de polygala sénéga, mêlée à une égale quantité d'eau de Seltz *naturelle*. Sous son influence, nous voyons, dans tous les cas, heureux ou malheureux, la langue, les gencives et les dents se dépouiller de leurs fuliginosités, pour reprendre un aspect normal.

Appuyons ce que nous venons de dire par deux observations qui ne sont pas dépourvues d'intérêt.

Toussaint, de Kerprick, vannier, de petite taille, de constitution assez vigoureuse, âgé de 22 ans, fut pris dans les premiers jours de juin 1830, de douleurs de tête, avec roideur de col, de brisement des membres, de diarrhée, pendant huit jours ; puis subitement, le 17, au soir, il eut un frisson violent, avec augmentation des douleurs de la tête et des membres, chaleur mordicante à la peau, douleurs abdominales, selles extrèmement fréquentes.

Le 20, dès 10 heures du matin, nous le trouvons dans l'état suivant : coucher en supination ; peau jaune, couverte, à la région pectorale, de sudamina confluents ; langue sèche, aride, couverte, ainsi que les gencives et les dents, de fuliginosités épaisses ; abdomen brûlant, sensible à la pression, point ballonné ; diarrhée séreuse, urine rouge foncé, déposant un sédiment briqueté ; pouls à 100 pulsations ; délire loquace, soubresauts des tendons, cris continuels, surtout la nuit. Prescription : boissons délayantes, cataplasmes émollients, lavements amylacés, pendant 5 jours.

Le 26, à dix heures du matin, le malade est toujours plus mal ; les boissons adoucissantes ne sont pas supportées.

Selles involontaires ; congestion pulmonaire caractérisée par une petite toux sèche fatigante et de la matité à la région sous-claviculaire gauche. Prescription : oxyde blanc d'antimoine 5 grammes, décoction de polygala, édulcorée avec du sirop d'œillet ; large vésicatoire à la partie antérieure et supérieure gauche du thorax. Le 27, le vésicatoire a pris. Dans la soirée la langue se *nettoie un peu, les gencives et les dents sont presque nettes ;* mais la prostration est toujours grande ; le délire, les soubresauts des tendons, les selles involontaires continuent. Pouls à 115 pulsations ; respiration plus libre, toux moins fréquente. Même prescription que la veille. Le 29 respiration assez bonne ; pouls à 95 ; langue encore un peu brune. L'intelligence semble revenir ; toujours soubresauts des tendons, selles involontaires, cris et agitation nocturnes. La peau ne fonctionne pas. Prescription : infusion de feuilles d'oranger pour boisson. Cet état dure dix jours pendant lesquels, ne sachant pas encore que nous devions nourrir notre malade et continuer l'emploi des toniques, nous eûmes le tort de les suspendre. La convalescence finit par s'établir, mais cinq semaines seulement après notre première visite et le malade fut une année entière à se remettre. Malheureusement inspiré par la méthode expectante et par la méthode dite physiologique, nous perdîmes un grand nombre de malades, quand des accidents de la nature de celui que nous venons de rapporter, ne nous obligeaient pas à recourir aux toniques.

Zimmermann (Pierre), âgé de 26 ans, charpentier à Guermange, fut atteint de fièvre typhoïde, dans les premiers jours d'août 1836. Nous le vîmes pour la première fois, le 14e jour de la maladie ; il était dans l'état suivant : coucher en supination , émaciation extrême, teinte jaune et terreuse de la peau qui est froide ; aridité de la langue, qui est couverte d'une légère croûte fendillée, couleur bistre, et qui est rose à son limbe ; le malade la sort difficilement de la bouche, en tremblottant et l'oublie entre les lèvres. Pouls à 100 pulsations. Petite toux sèche, très-fatigante, point de matité dans la poitrine. Quelques pétéchies, à la région épigastrique. Intelligence obtuse, réponses très-lentes ; constipation opiniâtre, sensibilité abdominale ; crépitation iléo-cœcale ; urines pâles avec énéorème ; douleurs déchirantes des mollets ; cris, rêves effrayants pendant la nuit. On n'a, jusqu'ici, donné que de la tisane de guimauve très-mal supportée, des lavements de mauve et du petit lait. Prescription : eau de Seltz naturelle, décoction de polygala, bouillon aux herbes. Le 18e jour, amélioration ; pouls à 87 ; langue naturelle, intelligence toujours obtuse, réponses lentes ; constipation. Même prescription. Le 26e jour, redoublement, vers huit heures du soir ; frisson de 5 heures, chaleur et sueur abondantes de 10 heures environ ; l'intelligence est un peu revenue, le 27e jour, après cette exacerbation ; réponses encore lentes ; sudamina confluents ; constipation. Prescription : Huile de ricin 40 grammes, en lavement ; sulfate de quinine 1 gramme. Le 28e jour, ballonnement du ventre par l'huile de ricin ; lavement de sulfate de magnésie qui amène une selle copieuse et fétide. Le 29e jour, plus de redoublement ; le malade entre en convalescence, il fait usage d'eau de Seltz naturelle, pendant un mois et reprend son travail dans les derniers jours d'octobre.

Ces deux remarquables observations nous ont conduit, , comme par la main, à l'emploi hardi des toniques.

Dans tous les cas, nous avons recours à l'extrait de quinquina rouge, à la dose de 4, 6 et 8 grammes dans les 24 heures. On dirait qu'à cette dose il est sédatif : il calme presque toujours les vives douleurs abdominales, dont se plaignent les malades, durant les exacerbations ; il arrête le vomissement et provoque des sueurs extraordinaires. Quel rôle joue-t-il ? — Ce qu'il y a de certain, c'est qu'à haute dose, il guérit les fièvres typhoïdes presque sans convalescence. Citons encore une observation dans laquelle aucune circonstance n'a pu nous échapper, par la raison que nous avions, sans cesse, le malade sous les yeux.

Veckerlé, de Dieuze, cordier, agé de 32 ans, de taille un peu au-dessous de la moyenne, d'un tempérament mixte, tomba malade le 10 août 1842, époque à laquelle le thermomètre marquait depuis longtemps 32° centigrades. Après un temps d'incubation, qu'il n'a pu préciser, il est pris, à 8 heures du soir, de violents frissons suivis de chaleur brûlante, avec céphalalgie, vomituritions, puis vomissements. Délire, soubresauts des tendons, tremblement général. Avant d'appeler un médecin, on attend deux jours pendant lesquels la fièvre se montre rémittente, à redoublements quotidiens, entre 4 et 5 heures du soir. Le 13, après une saignée copieuse, douleurs abdominales, dysurie, augmentation des autres accidents. Le 14, sangsues à l'épigastre, sirop de gomme, infusion de mauve : les accidents progressent ; les boissons fades et mucilagineuses sont rejetées par l'estomac, toujours douloureux à la pression. Le 15, lavement opiacé avec 30 centigrammes de sulfate de quinine ; point de résultat : l'exacerbation s'est montrée à 4 heures et 1/2 du soir ; la nuit a été très-mauvaise ; il y a eu de l'agitation, du délire, rêvasserie continuelle, carphologie.

Le 16, à huit heures du matin, nous voyons le malade pour la première fois. L'exacerbation a cessé depuis 4 heures du matin. Veckerlé, couché en supination, nous reconnait à peine ; il est découragé, répond difficilement, lentement aux questions que nous lui adressons. Le pouls faible, misérable, donne 95 pulsations par minute. Peau jaune, sèche, brûlante, sans rénitence; vaisseaux de la conjonctive oculaire richement injectés ; remarquable contraction musculaire partielle provoquée par le pincement du ventre du biceps brachial. Langue sèche, brune à son centre, blanche dans tout le reste de son étendue. Les reliefs des gencives sont couverts d'un enduit blanchâtre. Point de selles depuis le 10 ; abdomen pâteux et d'une extrême sensibilité; urines rares, boueuses, très-colorées, difficiles et douloureuses à l'émission. Jusqu'alors toutes les boissons émollientes pèsent, rebutent, provoquent le vomissement. Appétence de boissons amères. Dès le début, jusqu'aujourd'hui, le malade s'est plaint de songes effrayants, de fantasmagorie fatigante aussitôt qu'il ferme les yeux. Prescription : extrait de quinquina rouge 5 grammes, sulfate de quinine 25 centigrammes, sirop d'écorces d'oranges 30 grammes, à prendre par cuillerées dans 12 heures. Pour boisson eau de Seltz naturelle et décoction de polygala. Le malade prend, à 10 heures du matin, une cuillerée de ce médicament qui provoque une selle; même phénomène après une seconde cuillerée. Il semble que l'estomac se réveille et que les intestins se ressouviennent de leur mouvement péristaltique oublié. Sous l'influence du reste du médicament, les sueurs deviennent excessives. A 5 heures du soir, plus de fièvre; les sueurs continuent; le pouls, très-faible, ne donne plus que 70 pulsations par minute. A 9 heures du soir, bien-être; urines faciles, très-abondantes, peu colorées, ventre tout à fait indolent. Nuit bonne, sommeil tranquille, sans rêvasserie. Le 17, à huit heures du matin, le malade, rassuré sur sa position, n'a plus de fièvre; la peau, encore un peu jaune, est toujours humide; urines abondantes, peu colorées, plus de selles. Langue blanche, humide; gencives encore un peu tachées de blanc; tête libre et sans douleur; peu de soif. Le malade boit, avec plaisir, une tasse d'infusion de feuilles d'oranger, qui passe bien. Il peut se mouvoir librement et sans douleur dans son lit. Il tousse un peu. Le ventre est souple et sans douleur, même à la pression. L'intelligence est revenue comme dans l'état de santé. L'eau de Seltz naturelle complète la cure et le malade reprend ses travaux au milieu du mois de septembre. — Cette observation, remarquable sous plus d'un rapport, met en relief l'inutilité, sinon le mauvais effet des évacuations sanguines, l'inopportunité des boissons fades et l'influence incontestablement heureuse des toniques en général et du quinquina en particulier; elle prouve une fois de plus enfin, qu'il ne faut pas se hâter d'attribuer à une phlegmasie intestinale les douleurs ressenties par les malades, au palper.

Nous unissons le quinquina à l'éther sulfurique, quand il s'agit de combattre certaines douleurs temporales fort opiniâtres; à des doses très-élevées d'oxyde blanc d'antimoine, dans les cas si fréquents, si fâcheux de congestion pulmonaire; au musc, dans les crises épileptiformes. Toutes nos potions, dont le véhicule est toujours une décoction de polygala, sont édulcorées avec du sirop d'écorces d'oranges ou du sirop d'œillet. Disons, pour plus d'exactitude, que souvent le mélange de décoctions de polygala et d'eau de Seltz naturelle suffit pour enrayer et guérir, en peu de temps, les plus graves dothinentéries; que ce mélange est toujours donné aux malades, comme boisson ordinaire, en même temps que l'on administre l'extrait de quinquina.

Depuis que nous avons eu recours à ce mode de traitement, que Broussais eût stigmatisé du nom d'incendiaire,
nous comptons très-peu de revers (nous n'avons pas eu de
morts en 1842); beaucoup moins de convalescences longues,
traînantes et pénibles; moins de récidives, moins de ces
accidents intestinaux ou autres qui finissent par emporter les
malades en voie de guérison.

Quand l'exaltation fébrile est tombée, quand les complications commencent à se dissiper, sans nous préoccuper de
la constipation ou des diarrhées, nous terminons la cure par
l'usage de l'eau de Seltz naturelle, administrée pure, en
boisson, dans le but de relever les forces du tube digestif,
ordinairement si languissant, si paresseux qu'il semble
inerte. Cette eau minérale ranime l'économie : elle donne à la
peau étiolée un peu de couleur, un peu de vie, aux tissus,
en général, de la rénitence.

Contrairement à ce qui se fait dans le traitement des maladies aiguës, il faut se hâter de nourrir les malades atteints
de dothinentérie, si l'on ne veut s'exposer à les perdre infailliblement. La diète prolongée, dans cette sorte d'affection,
au-delà du terme de rigueur, permet l'absorption des matières putrides du dedans et du dehors ; elle perpétue le
délire, l'atonie intestinale, elle favorise la formation de gaz
fatigants et dangereux et l'éruption de sueurs de mauvais
caractère. La prescription des aliments exige, on le sent
bien, la même prudence que celle des médicaments énergiques ; car ici, il ne faut pas perdre de vue les perforations
intestinales, qui arrivent aussi bien après une indigestion,
qu'à la suite du séjour prolongé de sucs dépravés dans le
tube digestif.

Avant d'avoir été conduit par l'expérience, à mettre en

usage le traitement que nous venons d'exposer, il nous est arrivé de recourir au chlorure de chaux, uni au camphre. Dans un seul cas désespéré, il nous a réussi. Depuis, il n'a cessé de nous faire défaut et nous avons fini par l'abandonner. La serpentaire de Virginie ne nous a jamais été utile. Pourquoi ? C'est cependant un tonique vanté. Les bons effets des épispastiques, appliqués aux extrémités, sont, pour nous, encore bien problématiques.

Toutes les fois que, pour combattre la constipation, nous avons essayé d'ajouter aux lavements simples, de l'huile de ricin récente, nous avons eu lieu de nous en repentir; car le ballonnement du ventre augmentait ou se montrait, s'il n'existait pas encore. Les sels neutres, exempts de cet inconvénient, réussissent souvent très-bien, dans les cas de constipation opiniâtre.

CHAPITRE X.

DE LA CONVALESCENCE.

Quand commence la convalescence dans les fièvres typhoïdes ? A quoi est subordonné le plus ou moins de promp-
titude dans son apparition ? Quels en sont les phénomènes ?
Quelle est sa durée ?

1° Tracer nettement une ligne de démarcation, entre la
dothinentérie qui finit et la convalescence qui doit la suivre,
est chose plus difficile à faire qu'en tout autre état pathologique. A la suite d'un état morbide quelconque, la convalescence est déjà un état de bien-être , une tendance, un
retour patent vers la santé ; la convalescence de la fièvre
entéro-mésentérique au contraire, est encore une maladie
dont on ne prévoit pas toujours l'issue. Ainsi, quand toute
espèce de complication s'est évanouie, quand l'émotion circulatoire s'est éteinte pour ne plus se rallumer, commence
une maladie chronique qui a ses phénomènes propres et trop
souvent sa terminaison funeste.

2° Mais s'il ne nous est pas donné de marquer, d'une manière précise, l'heure de la convalescence dans les fièvres typhoïdes, nous sommes beaucoup moins embarrassé lorsqu'il
s'agit d'expliquer les causes qui l'éloignent ou qui s'oppo-
sent à sa venue. Laissant de côté les imprudences ou le mauvais vouloir des malades, les exigences de l'hygiène et du
régime auxquelles il est, la plupart du temps, impossible de
satisfaire, nous nous restreindrons à signaler les causes de
retard qui ressortent du traitement lui-même. Nous avons,

sur ce point, des reproches à adresser à toutes les méthodes curatives.

A. Nous l'avons déjà dit, la méthode expectante favorise toutes les fâcheuses congestions, qui finissent par compromettre les jours du malade, alors même que l'état typhoïde parait assez amendé pour ne plus donner d'inquiétude sur son avenir; elle a souvent pour résultat, un travail de tuberculisation pulmonaire, qui marche avec rapidité, à cause des entraves apportées à l'hématose par l'état des deux systèmes nerveux qui y président. C'est encore à elle, que le plus souvent on doit les escarres gangréneuses dont la suppuration est interminable et dont les douleurs privent d'un sommeil si précieux les patients débilités. Elle a permis à la maladie, par sa lenteur, d'abolir les fonctions de la peau.

B. La peau n'est guère plus active après les saignées coup sur coup. Le cerveau tombe dans l'atonie, et les hydropisies se montrent fréquemment, surtout lorsqu'on s'est obstiné à prescrire, en même temps que les évacuations sanguines, une diète trop absolue.

C. Les toniques ne sont pas exempts d'inconvénient. Leur emploi est quelquefois suivi de palpitations nerveuses, de gastralgies et d'entéralgies assez rebelles.

3° Ce qui frappe tout d'abord chez les convalescents, c'est leur excessive maigreur, leur pénible lenteur à penser, à parler, à se mouvoir. Le tissu graisseux a disparu; les muscles semblent réduits à l'état de membrane et les articulations se prêtent difficilement à la faible impulsion qu'elles en reçoivent. La peau est d'un blanc mat, sèche, rugueuse, terreuse par places et comme privée de sa vie fonctionnelle. L'épiderme s'exfolie et les cheveux tombent abondamment. La lenteur intellectuelle est en parfaite harmonie avec l'embarras du système locomoteur. Il y a, sur le visage des convalescents et dans toute leur habitude, un air de stupidité dont on doit rapporter la cause à un reste de surdité et à une sorte d'atrophie cérébrale.

Quoique la langue, les gencives et les dents paraissent être à l'état normal, les digestions sont lentes, pénibles, douloureuses même. Le ventre se ballonne ordinairement après le repas. On a souvent à redouter des constipations et des diarrhées rebelles, qui tuent les malades, quoi qu'on fasse.

Les urines sont trop variables pour qu'on puisse noter avec fruit leurs aspects divers.

Il y a des convalescences qui ne sont signalées que par des sueurs excessives et une faiblesse générale fort inquiétante. Ces sueurs, si l'on n'y prend garde, dégénèrent quelquefois en fièvre quotidienne, périodique, traînant à sa suite une hydropisie rebelle.

4° Plus le traitement tonique a été employé de bonne heure, plus il a été énergique, plus aussi la convalescence est courte. Elle peut durer de dix à trente jours. Celle qui suit la méthode expectante et les saignées, coup sur coup, est interminable. Ajoutons encore, pour compléter ce tableau, que la constitution des malades guéris est ruinée, pour une année au moins, et qu'ils acquièrent presque tous, dans la première quinzaine qui suit leur convalescence, un embonpoint remarquable. La fièvre typhoïde donnerait-elle une impulsion nouvelle au système nerveux, recteur de la vie organique ?

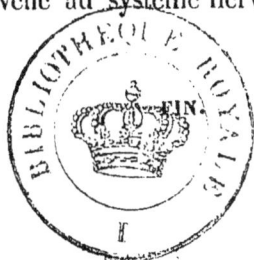